Kliniktaschenbücher

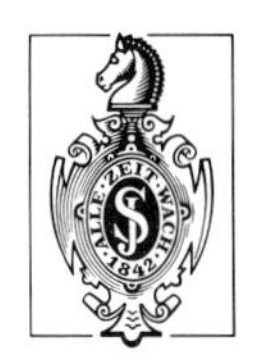

W. Gobiet

Grundlagen der neurologischen Intensivmedizin

Mit 38 Abbildungen und 46 Tabellen

Springer-Verlag
Berlin Heidelberg New York 1980

Dr. med Wolfgang Gobiet

Facharzt für Neurologie und Neurochirurgie
Neurologische Spezialklinik
„Haus Niedersachsen", D-3253 Hessisch Oldendorf

ISBN 3-540-10133-0 Springer-Verlag Berlin Heidelberg New York
ISBN 0-387-10133-0 Springer-Verlag New York Heidelberg Berlin

Cip-Kurztitelaufnahme der Deutschen Bibliothek. Gobiet, Wolfgang: Grundlagen der neurologischen Intensivmedizin / W. Gobiet. – Berlin, Heidelberg, New York: Springer, 1980. (Kliniktaschenbücher)
ISBN 3-540-10133-0 (Berlin, Heidelberg, New York)
ISBN 0-387-10133-0 (New York, Heidelberg, Berlin)

Satz- u. Bindearbeiten: G. Appl, Wemding, Druck: aprinta, Wemding
2121/3140–54321

Vorwort

Das vorliegende Kliniktaschenbuch ist eine Zusammenfassung der gewonnenen Erfahrungen während meiner Tätigkeit an der Neurochirurgischen Universitätsklinik Essen und der Neurologischen Universitätsklinik Göttingen.
Unter Berücksichtigung neuer Literatur sollten die besonderen Erfordernisse neurologisch-neurochirurgischer Intensivpatienten in bezug auf Diagnostik, Therapie und weiterführende Rehabilitationsmaßnahmen dargestellt werden.
Meinen Lehrern Prof. Dr. Grote und Prof. Dr. Bauer möchte ich an dieser Stelle für ihre Unterstützung und fachliche Unterweisung herzlich danken. Ebenso allen ärztlichen Kollegen sowie den Angehörigen des intensivmedizinischen und operativen Personals, ohne deren Mitwirkung ein großer Teil der Untersuchungen nicht hätte durchgeführt werden können.

Göttingen, Juli 1980 Wolfgang Gobiet

Inhaltsverzeichnis

A. Beurteilung und Diagnostik

In der Akutsituation nach Auftreten einer Hirnfunktionsstörung wird aus Zeitgründen in der Regel eine ausführliche neurologische Untersuchung nicht möglich sein. In diesen Fällen müssen körperliche Untersuchungsmaßnahmen auf die wesentlichsten Punkte beschränkt bleiben. Ziel ist es, Prioritäten der weiteren Diagnostik und Therapie festzulegen. Wesentliche Punkte der *abgekürzten neurologischen Untersuchung sind:*

① Bewußtseinslage und motorische Funktion
② Hirnnerven
③ Zeichen der Hirnstammschädigung
④ Reflexe
⑤ Kleinhirnsymptome.

I. Bewußtseinslage

Die Einordnung von Grad und Verlauf der Bewußtseinsstörung ist von entscheidender Bedeutung, um das Ausmaß der Hirnfunktionsstörung und die Gefährdung des Patienten abzuschätzen.
Grundsätzlich sind drei Kategorien zu unterscheiden.

① Der Patient reagiert auf Ansprache.
② Es erfolgt keine Reaktion auf Ansprache, jedoch auf Schmerzreize.
③ Auf Ansprache oder Schmerzreize erfolgt keine Reaktion.

Solange noch Reaktionen auf Ansprache erfolgen, ist der Patient definitionsgemäß nicht als bewußtlos einzustufen. Allerdings ist innerhalb dieser Gruppe noch eine genaue Abstufung möglich und notwendig:

- Klar, voll orientiert:
  Zeitliche und örtliche Orientierung, adäquate Antworten, fehlerfreie Ausführung von Befehlen.
- Ansprechbar, verlangsamt, gezielte Reaktion:
  Situationsgerechte Handlungen erfolgen erst nach energischer oder mehrmaliger Aufforderung.
- Ansprechbar, stark verlangsamt, ungezielte Reaktion:
  Antworten und Handlungen erfolgen nur auf energische Ansprache, kein situationsgerechtes Verhalten, Störungen im Ablauf erkennbar.

Als Grenzbefund im Übergang zur eigentlichen Bewußtlosigkeit wird die Situation bezeichnet, wenn auf Ansprache keine Reaktion erfolgt, der Patient jedoch auf Schmerzreize erweckbar ist.

> Läßt sich der Patient auch durch grobe Schmerzreize nicht erwekken, befindet er sich im Stadium der Bewußtlosigkeit.

Zur weiteren Einordnung muß die *motorische Reaktion* geprüft werden. Dies geschieht am besten durch Kneifen im Bereich beider Oberarme:

- Gezielte Reaktion:
  Der Patient greift nach der störenden Hand des Untersuchers und versucht, diese wegzudrängen.
- Ungezielte Reaktion:
  Der Patient wird motorisch unruhig und macht Abwehrbewegungen. Er ist nicht in der Lage, die Hand des Untersuchers wegzudrängen.
- Massen- oder Wälzbewegungen:
  Auf Schmerzreize oder spontan erfolgen nur noch Massen- oder Wälzbewegungen.
- Streck- bzw. Beugemechanismen:
  Motorische Abläufe sind nicht mehr erkennbar, der Patient bietet spontan oder auf äußere Einflüsse (Schmerzreize, lautes Ansprechen) Beuge- oder Streckmechanismen.
- Als letzte und ungünstigste Stufe bestehen auf Ansprache und Schmerzreize keine verbalen oder motorischen Reaktionen. In der

Regel geht dieser Zustand mit einem extrem schlaffen Muskeltonus einher (Tabelle 1).

Tabelle 1. Stadien der Bewußtseinsstörung

Bewußtseins-trübung	↓	Reaktionen auf Ansprache: • prompt, voll orientiert • verlangsamt, gezielte Reaktion • stark verlangsamt, ungezielte Reaktion
Zwischen-stadium	↓	Keine Reaktionen auf Ansprache Auf Schmerzreize: • erweckbar, ungezielte verbale Reaktionen
Bewußtlos	↓	• Nicht erweckbar Motorische Reaktionen: • gezielt • ungezielt • Massen- oder Wälzbewegungen • Streck- oder Beugemechanismen • keine

Bei diesem Vorgehen ist ein *eventueller Halbseitenbefund* in der Seitendifferenz von Extremitätenbewegungen bei gezielten oder ungezielten motorischen Abläufen oft schon deutlich erkennbar. Nach äußerer Gewalteinwirkung kann gleichzeitig eine cranio-caudale Grenze als Zeichen einer möglichen Rückenmarkläsion ebenfalls feststellbar sein (Beine werden weniger bewegt als die Arme).
Es ist verständlich, daß die häufig geübte Bezeichnung: Apathie, Somnolenz, Sopor und Koma zur genauen Einstufung der Bewußtseinsstörung nicht ausreicht, da dem Untersucher ein zu weiter subjektiver Ermessensspielraum bleibt. Ebenso kann die Einteilung in Commotio, Contusio und Compressio cerebri nicht mehr den klinischen Erfordernissen der Neurotraumatologie genügen. Die Übergänge zwischen diesen Begriffen sind fließend und erlauben keine eindeutige Unterscheidung des Grades der Hirnverletzung.
Ebensowenig eignen sich für die aktuelle Beurteilung hirnverletzter Patienten die nach Tönnis und Loew geübte Einteilung in Hirnverletzung I.–III. Grades. Bei dieser Unterteilung wird von der *Dauer der Bewußtlosigkeit* und der Rückbildung neurologischer Störungen ausgegangen.

Diese sind jedoch im Akutfall nicht abzusehen.
Für prognostische oder nachfolgende gutachterliche Stellungnahmen ist diese Einordnung jedoch außerordentlich wichtig. Nach Tönnis und Loew gilt folgende Einstufung:

- Gedeckte Hirnschädigung I. Grades (Commotio cerebri): kurze initiale Bewußtlosigkeit.
  Objektive Ausfallserscheinungen sind bis zum 4. Tag abgeklungen.
- Gedeckte Hirnschädigung II. Grades (leichte Contusio cerebri): Bewußtlosigkeit bis 1 Stunde.
  Objektive Ausfälle sind bis drei Wochen nachweisbar.
- Gedeckte Hirnschädigung III. Grades (schwere Contusio cerebri): länger anhaltende Bewußtlosigkeit.
  Objektive Ausfälle über drei Wochen.

Nachuntersuchungen größerer Serien schwer hirnverletzter Patienten zeigten, daß die Prognose mit zunehmender Dauer der Bewußtlosigkeit und der verzögerten Rückbildungstendenz neurologischer Ausfälle abnimmt.
Deswegen wurde von verschiedenen Untersuchergruppen eine neue Stadieneinteilung vorgeschlagen, die den Erfordernissen der Akutsituation besser gerecht wird.
In der Neurotraumatologie hat sich die von Jennet u. Mitarb. eingeführte Graduierung der Bewußtseinsstörung bestens bewährt. Auf Grund einfacher Funktionsuntersuchungen wie: Augen öffnen, motorische und verbale Antworten, ist eine Beurteilung der Patienten auch durch nicht-ärztliches Personal jederzeit möglich. Diese Einteilung ist ohne Modifikation auch bei Patienten mit akuten Hirnfunktionsstörungen nicht traumatischer Genese gut anwendbar (Tabelle 2).
Als Mangel wird empfunden, daß Hirnnervenstörungen (insbesondere die Pupillenreaktion) und Zeichen der Hirnstammdysfunktion (z. B. vegetative Entgleisungen) nicht miterfaßt werden.

Tabelle 2. Glasgow-Koma-Einteilung. Indexwerte unter 8 sprechen für eine ausgeprägte Hirnfunktionsstörung

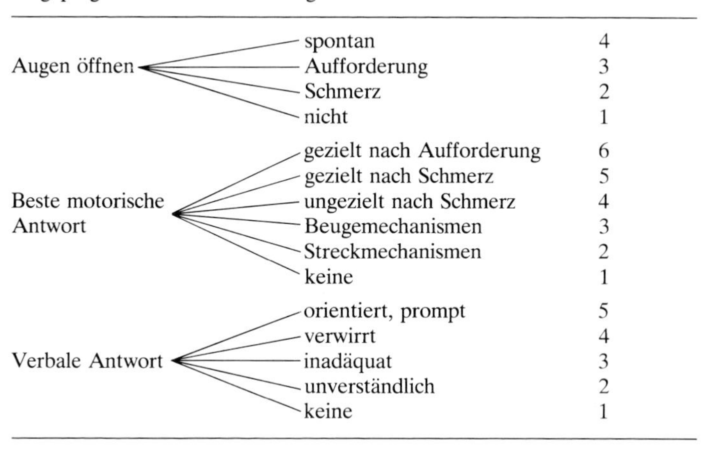

Augen öffnen	spontan	4
	Aufforderung	3
	Schmerz	2
	nicht	1
Beste motorische Antwort	gezielt nach Aufforderung	6
	gezielt nach Schmerz	5
	ungezielt nach Schmerz	4
	Beugemechanismen	3
	Streckmechanismen	2
	keine	1
Verbale Antwort	orientiert, prompt	5
	verwirrt	4
	inadäquat	3
	unverständlich	2
	keine	1

II. Besondere motorische Antworten

Decortikationshaltung

Enthemmung der Stammganglien und des oberen Hirnstammes bei corticaler Schädigung bewirkt Beugemechanismen der oberen und Streckmechanismen der unteren Extremitäten (Abb. 1).

Decerebrationshaltung

Schädigung des mittleren und unteren Hirnstammes geht mit Streckmechanismen der oberen und unteren Extremitäten einher.

Differentialdiagnose

Streckmechanismen müssen unterschieden werden von der extremen Nackensteife (oft mit Opistotonushaltung) bei Meningitiden, Sub-

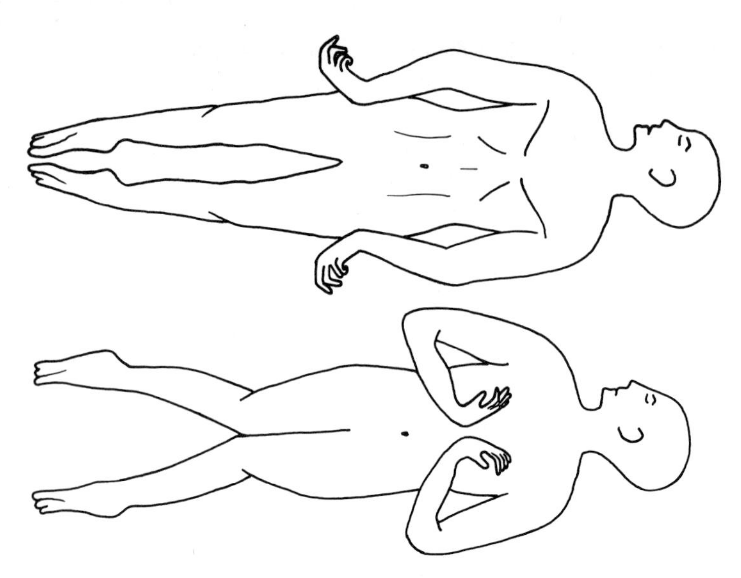

Abb. 1. Typische Beuge- bzw. Streckhaltung beim akuten Mittelhirnsyndrom

arachnoidalblutungen oder sekundärer Hirnstammkompression bei steigendem intrakraniellen Druck im supratentoriellen Bereich.

III. Hirnnerven

Im Bereich der Hirnnerven liefert die Beurteilung von Oculo- und Pupillomotorik sowie die Beschaffenheit des Augenhintergrundes wichtige Hinweise.

1. Nervus opticus

Der sichere Nachweis einer Stauungspapille deutet mit größter Wahrscheinlichkeit auf einen chronisch expandierenden intrakraniellen Prozeß hin (Tumor, chronisches subdurales Hämatom).

Nach akuten Hirnfunktionsstörungen (Trauma, Ischämie) sind in den ersten Tagen nach dem Ereignis Stauungszeichen am Augenhintergrund nicht zu erwarten.
Besteht nach *akuten Erkrankungen* schon bei der Erstuntersuchung eine *Stauungspapille,* muß deswegen immer an chronisch verlaufende Grundprozesse gedacht werden. Hierzu zählt z. B. ein Hirntumor bei einem Patienten im Status epilepticus.
Andere Befunde geben ebenfalls wichtige Hinweise. So Gefäßveränderungen bei arterieller Hypertonie (Kaliberschwankungen, vermehrte Schlängelung und verbreiterte Reflexstreifen der Arterien, Mikroblutungen). Retinitis proliferans, Blutungen und degenerative Herde lenken den Verdacht auf Diabetes mellitus.
Nach akuten Hirnfunktionsstörungen muß vor dem medikamentösen Weitstellen einer oder beider Pupillen dringend gewarnt werden, da die Pupillenfunktion ein wichtiges Indiz der drohenden Hirnstammeinklemmung ist.

> Das medikamentöse Weitstellen der Pupillen zum Zweck der Funduspiegelung, ist in diesen Fällen als Kunstfehler anzusehen.

Die Prüfung des *Gesichtsfeldes* verlangt aktive Mitarbeit vom Patienten. Bei bewußtlosen oder stark bewußtseinsgetrübten Patienten ist sie nicht durchführbar.

Folgende Befunde können erhoben werden:
① Sehstörungen, die nur ein Auge betreffen, zeigen eine Schädigung im gleichseitigen Nervus opticus an.
② Bitemporale Ausfälle sprechen für Funktionsstörungen im zentralen Anteil des Chiasmas (Hypophysenprozesse).
③ Homonyme Störungen entstehen durch Irritation der Sehstrahlung hinter dem Chiasma (temporale oder occipitale Tumoren, Blutungen, Entmarkungsherde bzw. Erweichungen).

2. Oculo- und Pupillomotorik

Die Augenmuskeln werden vom III., IV. und VI. Hirnnerven innerviert.

a) Pupillomotorik

Zu prüfen ist besonders die Weite der Pupille sowie deren Lichtreaktion (Abb. 2).
Extrem enge Pupillen (Miosis) können verschiedene Ursachen haben. Einseitige Verengung mit Herabhängen des Oberlides (Ptosis) sowie eingesunkener Bulbus lassen an ein Horner-Syndrom denken (Halsmark- und Plexus-Verletzung).
Beidseits extrem enge Pupillen sind Folge direkter Hirnstammalternation oder einer sekundären Hirnstammkompression durch steigenden intrakraniellen Druck.

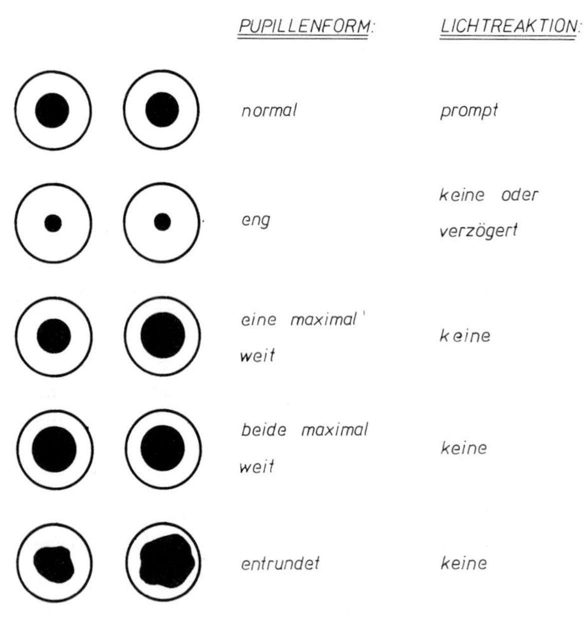

PUPILLENFORM:
LICHTREAKTION:
normal
prompt
eng
keine oder verzögert
eine maximal weit
keine
beide maximal weit
keine
entrundet
keine

Abb. 2. Schema zur Beurteilung der Pupillenform sowie der Reaktion auf Licht. Als alarmierendes Symptom ist die zunehmende Mydriasis mitt fehlender Reaktion auf Lichteinfall anzusehen. In Verbindung mit einer raschen Verschlechterung der Bewußtseinslage muß hierdurch der dringende Verdacht auf eine intrakranielle Raumforderung mit zunehmender Hirnstammkompression entstehen

Verschiedene Medikamente führen ebenfalls zu extrem engen Pupillen. Hierzu zählen besonders Opiate, Reserpin, Meprobanat und natürlich Cholinesterasehemmer.

Nach akutem Basilarisverschluß oder Brückenblutungen treten ebenfalls bds. maximal enge Pupillen auf.

Normalerweise wird jedoch bei pathologisch verengten Pupillen noch eine Lichtreaktion nachweisbar sein (eventuell mit der Lupe).

Die *einseitig erweiterte, reaktionslose Pupille* ist bei gleichzeitig zunehmender Bewußtlosigkeit und gestörter vegetativer Funktion das alarmierendste Zeichen progredienter Hirnstammkompression oder der direkten Oculomotorius-Irritation. Bei rasch expandierendem Prozeß kann die vorher maximal enge Pupille in wenigen Minuten in diesen Zustand übergehen.

Häufigste Ursache sind akute intrakranielle Hämatome oder dekompensierte Tumoren. Bei rascher Progredienz ist schnellste chirurgische Intervention die einzige Möglichkeit, einen irreversiblen Hirnstammschaden zu verhindern.

Ausführliche diagnostische Maßnahmen sind kontraindiziert. Entwässerung kann lebensrettend sein, bringt aber nur einen begrenzten zeitlichen Aufschub.

Bei wachen oder nur gering bewußtseinsgetrübten Patienten deutet die erweiterte Pupille entweder auf lokale Prozesse im Bereich der vorderen Schädelgrube (Frakturen) oder medikamentöse Einwirkungen hin.

Notfallmäßige Diagnostik ist hier normalerweise nicht notwendig.

Medikamentös bewirkte Mydriasis kann bei überhöhter Zufuhr von Belladonna-Alkaloiden, Pethidin, Phenothiacinen, einigen Antidepressiva sowie Parasympatholytika auftreten.

Schwere Intoxikationen oder allgemeine cerebrale Hypoxie verursachen ebenfalls weite reaktionslose Pupillen. Der Erfolg von Reanimationsmaßnahmen kann direkt am Wiederkehren der Pupillenfunktion abgelesen werden.

Nach generalisierten cerebralen Krampfanfällen können beide Pupillen ebenfalls kurzzeitig erweitert sein.

Weite, entrundete Pupillen mit fehlender Lichtreaktion sprechen bei tiefen Graden der Bewußtlosigkeit für einen irreversiblen Ausfall der Hirnstammfunktionen.

b) Oculomotorik

Charakteristisch ist die komplette Oculomotoriusparese. Sie ist gekennzeichnet durch Abweichen des Bulbus nach außen und unten, erweiterter lichtstarrer Pupille sowie Herabhängen des Augenlides. Die komplette Abducensschädigung bewirkt eine Drehung des Bulbus nach innen. Beide Formen kommen überwiegend nach peripherer Schädigung vor (Frakturen im Bereich der Schädelbasis, basale Aneurysmen oder Neoplasmen).

c) Blickparese

Konjugierte Blickparesen sind immer Ausdruck supranucleärer Schädigungen.
Horizontale Blickparesen: Bei corticaler bzw. subcorticaler Schädigung entsteht nicht nur eine Blickparese zur Gegenseite. Wegen überwiegender Innervation des intakten Augenfeldes weichen die Bulbi zur Seite des Herdes ab.
Pontine Läsionen bewirken eine Parese zur Seite des Herdes bzw. Abweichen der Augen zur Gegenseite.
Beidseitige horizontale Blickparesen beruhen fast immer auf einem Herd in der Brücke (Tumor, Encephalitis, vasculärer Prozeß).

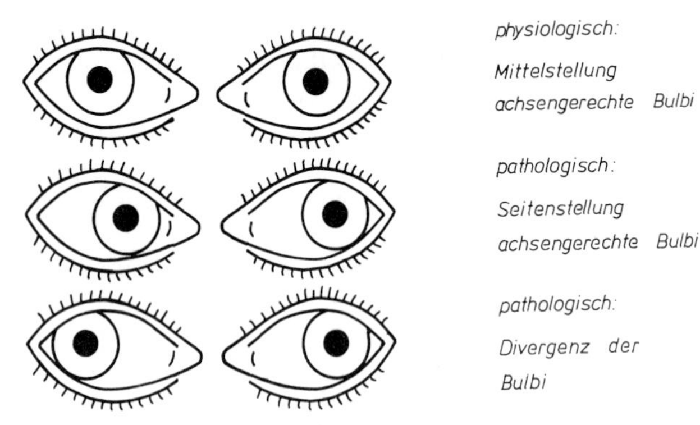

Abb. 3. Verschiedene Bulbusstellungen

Spontane Bulbusbewegungen sprechen bei konjugierter Form für nur leichte Hirnstammalteration, während dyskonjugierte Bewegungen häufig bei schweren Funktionsstörungen zu beobachten sind (Abb. 3).

3. Übrige Hirnnerven

Nervus facialis: Einer unmittelbaren Untersuchung ist die mimische Muskulatur zugänglich. Bei bewußtseinsgestörten Patienten deuten fehlender Lidschlag sowie hängender Mundwinkel mit einseitigem Ausatmen auf eine Facialisparese hin.

Nervus glossopharyngeus, vagus accessorius: Eine eindeutige Untersuchung ist beim bewußtlosen Patienten nicht möglich. Geprüft werden kann der Würgreflex. Durch Berühren der Rachenhinterwand erfolgt ein Schluckakt, bei Parese wird das Gaumensegel zur gesunden Seite verzogen (s. aber IV. 1).

IV. Hirnstammfunktion

1. Schutzreflexe

Nach akuter Hirnfunktionsstörung wird das Fehlen der sog. Schutzreflexe des Hirnstammes zunächst als direkte Hirnstammalteration zu deuten sein.
Hierzu zählen besonders der Ausfall von Husten-, Schluck- und Würgereflex. Das Fehlen bzw. Vorhandensein dieser Funktionen ist auch beim bewußtlosen Patienten leicht prüfbar.
Der Ausfall folgender Reflexe deutet bei gleichzeitig bestehender Bewußtseinsstörung ebenfalls auf eine direkte Hirnstammalteration hin.

① Blinkreflex:
Bei intaktem Reflexbogen löst ein optischer Reiz den Augenschluß aus.

② Cornealreflex:
Durch vorsichtiges Berühren der Cornea wird ein schneller Lidschlag ausgelöst.

③ Oculocephaler Reflex:
Normalerweise bewirkt die rasche Drehung des Kopfes zur Seite ein Abweichen der Augen zur Gegenseite. Nach Hirnstammschädigung bleiben die Augen, unabhängig zur Drehrichtung in der Mittellinie fixiert.

④ Oculovestibulärer Reflex:
Die Auslösung erfolgt durch Spülung mit kaltem Wasser im äußeren Gehörgang (Voraussetzung intaktes Trommelfell). Die Reflexantwort besteht in der Auslösung eines Nystagmus, mit der langsamen Phase zur Gegenseite. Mit zunehmender Hirnstammdysfunktion wird die Antwort schwächer, bis sie schließlich ganz ausbleibt.

⑤ Ciliospinaler Reflex:
Nach Schmerzreizen in der Supraclavicula-Grube erfolgt physiologischerweise eine Erweiterung der homonymen Pupille.

2. Vegetative Störungen

Hirnstammalterationen führen, unabhängig von der Genese (Trauma, toxisch, vasculär), zu verschiedensten vegetativen Dysfunktionen:

- Änderung der Herzfrequenz (Brady- bzw. Tachykardie) und des Rhythmus (paroxysmale Tachykardie, Arrhythmie).
- Arterielle Hyper- bzw. Hypotension.
  Allerdings sollte nach Gewalteinwirkung bei ausgeprägten hypotonen Blutdruckwerten immer der dringende Verdacht auf eine unerkannte Blutungsquelle gelenkt werden.
- Hypo- bzw. hypertherme Zustände.
- Veränderung von Atemfrequenz und -muster.
- Hypersalivation.
- Hyperhydriosis.
- Hypo- bzw. hyperglykämische Zustände.
- Diabetes insipidus.

Festgehalten werden muß, daß Rückschlüsse von Art und Ausmaß der vegetativen Dysfunktion auf die Lokalisation der Störung im Hirnstamm nach dem momentanen Wissensstand nicht mit Sicherheit gezogen werden können.

3. Hirnstammsyndrome

Abhängig vom Schädigungsort können nach Gerstenbrand verschiedene Zustandsbilder unterschieden werden:

Beginnendes Mittelhirnsyndrom

Zunehmende Bewußtseinseintrübung
Positive Pyramidenzeichen
Gezielte bzw. ungezielte Schmerzreaktion, alternierend mit Beuge- oder Streckmechanismen (oft nur eine Extremität)
Vegetative Entgleisungen
Spontane konjugierte Bulbusbewegungen
Pupillen mittelweit bis eng, mindestens einseitig
  normale Lichtreaktion
Hirnstammreflexe erhalten (einzelne abgeschwächt).

Akutes Mittelhirnsyndrom

Bewußtlosigkeit
Beugemechanismen der oberen, Streckmechanismen der unteren
  Extremitäten
Enthemmung vegetativer Funktionen
Divergenz der Bulbi, spontane dyskonjugierte Bewegungen.

Pupillenstörungen:
  max. eng
  wechselnde Weite
  einseitig entrundet
  jedoch mindestens einseitig träge
  Lichtreaktion.

Fehlen einzelner Hirnstammreflexe.

Akutes Bulbärhirnsyndrom

Tiefste Bewußtlosigkeit
Verschwinden der Streckkrämpfe
Herabgesetzter Muskeltonus
Schwerste Dysregulation bis Ausfall vegetativer Funktionen (Hyperthermie, Schnappatmung)
Pathologische Bulbusstellung
Zunehmend weite, schließlich entrundete Pupillen mit aufgehobener Lichtreaktion
Hirnstammreflexe nicht mehr auslösbar.

Tabelle 3. Hinweise zur Beurteilung des Gefährdungsgrades neurologischer Notfallpatienten. Mit höheren Graden nimmt die vitale Bedrohung sprunghaft zu

Grad	Bewußtseinslage und motorische Antwort	Pupillenreaktion	Hirnstammreflexe
Grad I	schwer erweckbar, gezielte Reaktion	mindestens einseitig normal	intakt
Grad II	nicht erweckbar, gezielte Schmerzreaktion	mindestens einseitig normal	intakt
Grad III	nicht erweckbar, ungezielte Schmerzreaktion	mindestens einseitig normal	intakt
Grad IV	ungezielte Schmerzreaktion alternierend mit Beuge- bzw. Streckmechanismen	mindestens einseitig normal bis träge	Abschwächung bzw. Ausfall einzelner Reflexe
Grad V	Schmerzreaktion nur mit Streckmechanismen bzw. aufgehobener Schmerzreaktion	bds. max. eng bis mittelweit ohne Lichtreaktion	aufgehoben

Das *Endstadium* ist die völlige Aufhebung der Schmerzreaktion mit Atem- und Kreislaufversagen sowie maximal weiten, lichtstarren Pupillen.
Auf Grund der beschriebenen Untersuchungsbefunde kann eine Skala der Gefährdungsgrade aufgestellt werden, die eine Beurteilung der vitalen Gefährdung des Patienten jederzeit ermöglicht (Tabelle 3).

V. Reflexstatus

Bei eindeutigem Seitenhinweis wird die Erhebung des subtilen Reflexstatus keine neuen Gesichtspunkte bringen. Liegt keine sichere focale Symptomatik vor, wird das Fehlen von Reflexen oder Auftreten von Pyramidenzeichen oft den einzigen Seitenhinweis geben.

VI. Unterscheidung zwischen supratentoriellen und infratentoriellen Prozessen sowie toxischen bzw. metabolischen Einflüssen

1. Supratentorielle Prozesse

Allgemeine Symptome sind Kopfschmerzen, Erbrechen sowie Zeichen des *organischen Psychosyndroms* mit Unruhe, Reizbarkeit, Desorientierung und Affektlabilität bzw. psychomotorische Hemmung, ferner focale neurologische Ausfälle und Pyramidenzeichen. Mit zunehmender Kompression des Hirnstammes kommt es zu Bewußtseinsstörungen sowie Zeichen der Mittelhirneinklemmung.

Symptome der Mittelhirnkompression: extrem enge Pupillen und Cheyne-Stokessche Atmung.

Schließlich werden zunächst eine, dann beide Pupillen weit und lichtstarr. Die Atmung wird schnell und tief, es treten Streckmechanismen auf.
Gleichzeitig sind Ciliospinal-, Oculocephal-, Oculovestibulär- und Cornealreflex nicht mehr auslösbar.
Es ist eine zunehmend ataktische Atmung zu beobachten, nach einer Periode der Schnappatmung erfolgt der endgültige Atemstillstand.
Im Finalstadium steigt der Blutdruck auf extrem hohe Werte, gefolgt von einer normalerweise irreversiblen Kreislaufdepression (Tabelle 4).

Tabelle 4. Symptome steigenden intrakraniellen Druckes im supratentoriellen Bereich

Kopfschmerzen	Cheyne-Stokessche Atmung
Erbrechen	Pupillenerweiterung
Organisches Psychosyndrom	Tiefe und schnelle Atmung
Focale neurologische Anfälle	Streckmechanismen
Bewußtseinstrübung	Ausfall der Hirnstammreflexe
Nackensteife	Schnappatmung
Pyramidenzeichen	Atemstillstand
Bewußtlosigkeit	Blutdruckanstieg
Extrem enge Pupillen	Erlöschen der Schmerzreaktion
	Irreversibler Zusammenbruch vegetativer Funktionen

2. Infratentorielle Prozesse

Beim wachen Patienten ist die Diagnose einer Kleinhirnstörung einfach zu stellen.
Nystagmus, Störung der Koordination und Hypotonie der Muskulatur geben entsprechende Hinweise.
Bei tiefen Graden der Bewußtseinsstörung überwiegen jedoch häufig Symptome der allgemeinen cerebralen Dysfunktion. Hinweisend sind in solchen Fällen:

① Es ist kein cranio-caudales Fortschreiten der Hirnstammausfälle zu beobachten.

② Die Hirnstammfunktionen sind entkoppelt. Beispielsweise frühzeitige Atemstörung bei erhaltenem Cornealreflex und intakter Pupillenreaktion.

3. Toxische oder metabolische Einflüsse

① Die Ausfälle sind weitgehend symmetrisch, während strukturelle Prozesse häufig einen Seitenhinweis erkennen lassen.
② Entkopplung der Hirnstammfunktion, ähnlich den Kleinhirnprozessen.
③ Frühzeitige Atemdepression.

4. Grenzfälle

Als solche sind z. B. schwere Meningitiden oder Subarachnoidalblutungen anzusehen, wobei die Ausfälle nicht in das oben beschriebene Schema passen.
Schwierig wird die Beurteilung beim Zusammentreffen zweier Krankheitsbilder, etwa diabetisches Koma mit gleichzeitiger intrakranieller Blutung.

5. Zusammenfassung

Mit tiefen Graden der Bewußtlosigkeit sowie Auftreten von Symptomen der Hirnstammdysfunktion wächst die vitale Gefährdung des Patienten.
Ziel der orientierenden (abgekürzten) neurologischen Untersuchung ist, den Gefährdungsgrad zu erkennen, um danach die weiteren diagnostischen und therapeutischen Schritte festzulegen. In Zweifelsfällen ist nur durch wiederholte Untersuchungen eine Tendenz zur Besserung oder Verschlechterung des Zustandes zu erkennen.

VII. Diagnostik

Nach Beurteilung von Reaktionslage, motorischer Reaktion und Hirnstammfunktionen muß entschieden werden:

① Welche Erkrankung liegt ursächlich zu Grunde? (Tabelle 5)
② Ist chirurgisches oder intern-konservatives Vorgehen angezeigt?

Tabelle 5. Häufigste Ursachen der Bewußtseinsstörung

Primär cerebral	Extracerebral
Hirntumoren	Herz-Kreislauf-Störungen,
Intrakranielle Blutungen	metabolische Entgleisungen:
Schädel-Hirntraumen	a) Blutzucker
Cerebrale Ischämien	b) Elektrolyte
Gefäßmißbildungen	c) endokrin
Krampfanfälle	d) Nieren
Entzündungen	e) Leber
	Intoxikationen

1. Äußere Symptome

Eine Reihe der wichtigsten diagnostischen Schritte zur Beurteilung der Bewußtseinsstörung und vitalen Gefährdung wurde schon im ersten Kapitel besprochen.
Vor jeder körperlichen Untersuchung sollte jedoch unter Berücksichtigung der Vitalfunktionen versucht werden, *anamnestische Angaben* vom Patienten selbst, von Verwandten, Rettungssanitätern oder anderen Begleitpersonen zu erhalten (Tabelle 6).
Bei fehlender Vorgeschichte bringt die *Inspektion* des Patienten oft weitere Aufschlüsse.
Die Lage und das Ausmaß von frischen Hämatomen und Abschürfungen können medizinische und juristische Bedeutung haben. Multiple Narben und ältere Hämatome sprechen ebenso wie Zungenbisse für chronische Prozesse wie Epilepsie oder Alkoholismus. In

Tabelle 6. Anamnestische Angaben

Vorerkrankungen	Medikamente	Krankheitsbeginn	Umstände des Auffindens
Diabetes mellitus	Antidiabetika	Vorbeschwerden:	Erbrechen
Hochdruck	Anticoagulantien	akut	Urin- oder Stuhlabgang
Psychose	Psychopharmaka	subakut	Gewalteinwirkung
Nieren		chronisch	Andere äußere Einflüsse (Intoxikation)
Leber			Abschiedsbrief
Alkoholabusus			
Krampfleiden			
Chirurgische Eingriffe			

beiden Fällen besteht die Möglichkeit eines *chronischen subduralen Hämatoms.*

Monokel- bzw. Brillenhämatom, Blutaustritt aus Nase und Ohren legt den dringenden Verdacht auf eine Schädelbasisfraktur nahe.

Anzeichen für Drogenmißbrauch sind oft nur kleine Einstiche; bei chronisch Abhängigen sieht man fibrosierte Venen dunkel durch die Haut schimmern.

Kleine Narben und diffuse Verhärtungen am Oberschenkel deuten auf einen insulinpflichtigen Diabetes.

Decubitalulceri können sich oft über Nacht entwickeln und sind deswegen von begrenzter Aussagekraft.

Weitere wichtige Hinweise geben die Körpertemperatur, die Hautfarbe und der Geruch der Ausatmungsluft.

- Temperatur:
  Niedrige Körpertemperatur legt entweder den Verdacht auf schon länger bestehende Bewußtlosigkeit oder schwere Intoxikation nahe.
  Hypertherme Zustände sind als Folge zentraler Dysregulation bei direkter Zwischenhirnläsion oder als Symptome entzündlicher Erkrankungen anzusehen.
- Hautfarbe:
  Differentialdiagnostisch von Bedeutung ist das hellrote Hautkolorit bei CO- oder Atropinintoxikation, die gelbbraune Verfärbung

bei Urämie oder hepatischen Prozessen sowie die bleiche Hautfarbe im schweren Schock oder bei ausgeprägter Anämie.

- Atemluft:
  Besonders charakteristisch sind der mandelartige Geruch bei Cyankali-Vergiftungen sowie der obstartige bei diabetischer Acidose.

Am häufigsten wird *Alkohol* wahrzunehmen sein. Man muß sich jedoch davor hüten, in diesen Fällen unkritisch den überhöhten Alkoholgenuß als alleinige Ursache der Erkrankung anzusehen. Alkohol darf als ursächlicher Grund der Bewußtlosigkeit nur unter folgenden Kriterien angesehen werden:

① Blutspiegel über 3‰

② Ausschluß einer anderen Grunderkrankung.

2. Laboruntersuchungen

Grundsätzlich sollten die Laboruntersuchungen so breit wie möglich angelegt werden. Bei unklarer Bewußtlosigkeit müssen auch Blut-, Urin- und Magensaftproben zu toxikologischen Zwecken eingesandt werden. Blutgasanalysen und Gerinnungsparameter sind unerläßlich.

3. Technische Untersuchungen

Im Bereich der technischen Untersuchungsmethoden ist zu unterscheiden zwischen Basisuntersuchungen und solchen, die einer speziellen Indikation bedürfen. Die Reihenfolge richtet sich nach der Dringlichkeit der Situation.

a) Basisuntersuchungen

Zunächst sollte bei allen Patienten mit cerebralen Funktionsstörungen ein EKG durchgeführt werden (Ausnahme SHT). Bei bewußtlosen oder stark bewußtseinsgetrübten Patienten mit unklarer Vorgeschichte, ferner bei allen Verdachtsfällen auf Schädel-Hirntrauma sind Röntgenaufnahmen von Schädel, Thorax und Halswirbelsäule anzufertigen.

- Schädel:
  Oft wird die hierbei nachgewiesene Fraktur der erste Hinweis auf eine Gewalteinwirkung sein (Abb. 4).
  Verschiebungen der verkalkten Pinealis in der A-P-Projektion legen den dringenden Verdacht auf eine intrakranielle Raumforderung nahe.
  Weite, klaffende Nähte sind meist Ausdruck chronischer intrakranieller Druckerhöhung bei infratentoriellen oder supratentoriellen Prozessen.
- Thorax:
  Aspiration, Pneumothorax, mediastinale Blutungen oder metastasierende Lungenneoplasmen können die Erklärung für Zustände unklarer Bewußtseinstrübung sein.

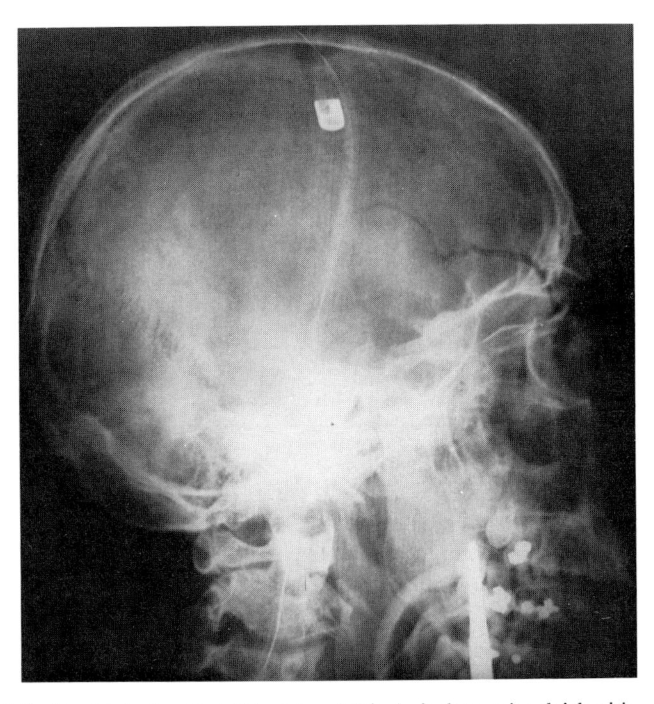

Abb. 4. Fraktur bis in die Stirnhöhle ziehend. Die Aufnahme zeigt gleichzeitig den epiduralen Hirndruckmesser

- Halswirbelsäule:
  Obligat sind Aufnahmen der HWS bei allen Patienten mit Schleudertraumen, Schädel-Hirnverletzungen sowie bei anamnestisch unklarer Nackensteife. Differentialdiagnostisch kommen traumatisch oder spontan aufgetretene Frakturen bei Knochenmetastasen in Betracht.

b) Spezielle Untersuchungen

- Lumbalpunktion:
  Als wichtigste Indikation gilt der Nachweis oder Ausschluß eines *entzündlichen Prozesses* im Bereich des ZNS, kenntlich an den entzündungsspezifischen Zell- und Proteinveränderungen (Tabelle 7).

> Ohne genaue Anamnese sagt die Diagnose „blutiger Liquor" noch nichts über die Genese und Lokalisation der Störung aus.

Als Sonderfall hat der Verdacht auf eine *aneurysmatische oder angiomatöse Subarachnoidalblutung* zu gelten. Hier ist bei Kenntnis der in der Regel spezifischen Vorgeschichte der Nachweis von blutigem Liquor beweisend (Kap. K). Nach *Schädel-Hirntrauma* bringt der Nachweis von Blut im Liquor keinen Hinweis darauf, ob

Tabelle 7. Liquorveränderungen bei verschiedenen pathologischen Prozessen

	Zellen	Zelltyp	Eiweiß	Ig-G-Quotient
1. Akut entzündlich (Meningitis)	stark erhöht	Granulocyt	erhöht	mäßig erhöht
2. Chronisch entzündlich (Multiple Sklerose)	normal, leicht erhöht	Lymphocyt, Monocyt	normal, leicht erhöht	stark erhöht
3. Schrankenstörung (Hypoxie, Tumor)	normal, erhöht	Lymphocyt, Monocyt	stark erhöht	normal

dieses aus einer rupturierten Brückenvene, einem lokal begrenzten Contusionsherd oder einem ausgedehnten intrakraniellen Hämatom stammt. Rückschlüsse auf die Schwere des Traumas sind wesentlich sicherer aus dem klinischen Befund (Bewußtseinsstörung, Hirnstammzeichen) zu gewinnen.
Bei *cerebralen Durchblutungsstörungen* ist die Situation ähnlich. Hier kann die Blutung in die Liquorräume ebenso aus einem infarzierten Erweichungsherd oder einem durchgebrochenen cerebralen Hämatom stammen.
Computertomorgraphische Untersuchungen an großen Serien von Notfallpatienten haben diese Annahme bestätigt, so daß die Indikation zur Lumbalpunktion bei akut oder subakut aufgetretenen Bewußtseinsstörungen stark eingeschränkt ist.

Kontraindiziert ist die Lumbalpunktion bei Verdacht auf stark erhöhten intrakraniellen Druck, wie er bei den meisten raumfordernden Prozessen zu beobachten ist.

Somit ist vor der Lumbalpunktion die Erhebung einer genauen Anamnese sowie die *Spiegelung des Augenhintergrundes* zum Ausschluß einer Stauungspapille dringend notwendig.
Auf das Verbot der medikamentösen Weitstellung einer oder beider Pupillen sei noch einmal hingewiesen.
Die Frage ist, worin die mögliche *Gefahr einer Lumbalpunktion* besteht?
Durch Entnahme von Liquor kommt es bei Vorliegen einer supratentoriellen Raumforderung zur Verschiebung auf der Druck-Volumen-Kurve (S. 53) vom kompensierten zum dekompensierten Bereich. Eine geringe intrakranielle Volumenvermehrung (Husten, Pressen, Nachblutung) läßt jetzt den Hirndruck sprunghaft bis auf extreme Werte steigen, so daß die zunächst nur leichte Hirnstammkompression in einen manifesten Zustand übergehen kann.

- Hirnelektrische Untersuchung (EEG):

Normalerweise gibt es keine eindeutige Korrelation zwischen dem Grad der EEG-Veränderung, der Bewußtseinsstörung sowie dem ursächlichen Grundprozeß.

Wertvolle Information kann die hirnelektrische Untersuchung einmal durch den Nachweis eines Herdbefundes bei vermuteter intrakranieller Raumforderung liefern. Allerdings wird bei bewußtlosen oder stark bewußtseinsgetrübten Patienten dieser Befund häufig durch erhebliche diffuse Allgemeinveränderungen überdeckt. Nach leichten bis mittelschweren Schädel-Hirntraumen kann der Nachweis oder Ausschluß eines Herdbefundes für nachfolgende gutachterliche Zwecke ebenfalls wichtig sein.
Typische Veränderungen finden sich bei Barbiturat-Intoxikationen. Anhand der EEG-Veränderungen kann auf die Tiefe der Bewußtlosigkeit sowie das Ausmaß der Intoxikation rückgeschlossen werden.

- Dopplersonographie:
  Der Schwerpunkt dieser nicht-invasiven Untersuchungsmethode liegt im Nachweis von Stenosen oder Verschlüssen der extrakraniellen Gefäßabschnitte.
  Die Zuverlässigkeit ist in der Hand des geübten Untersuchers so groß, daß in den meisten Fällen eine angiographische Untersuchung entfallen kann.
  Besonders bei Verdacht auf Verschluß der A. carotis ist dieses Verfahren extrem wichtig, da ohne großen Aufwand die Indikation zur weiterführenden Diagnostik oder sofortigen Embolektomie gestellt werden kann.

- Echoencephalographie:
  Die Aussagekraft und Zuverlässigkeit korreliert eng mit den Erfahrungen des Untersuchers. Bei großer Erfahrung wird der indirekte Nachweis einer intrakraniellen Raumforderung anhand der Mittellinienverschiebung möglich sein.
  Bei geringer Erfahrung nimmt die Zahl der falsch positiven bzw. falsch negativen Ergebnisse sprunghaft zu. Hinzu kommt, daß basal gelegene Hämatome ohne Verschiebung der Mittellinien auftreten können.

- Angiographie:
  Die cerebrale Angiographie ist auch heute noch bei der Untersuchung des bewußtlosen Patienten eine wichtige Maßnahme, obgleich durch die Weiterverbreitung der Computertomographie die Indikation stark eingeschränkt ist.

In Abteilungen, die noch nicht über die Einrichtungen zur Computertomographie verfügen, wird die Angiographie die einzige Möglichkeit bleiben, im Akutfall intrakranielle Raumforderungen zu diagnostizieren.

Ein sicherer angiographischer Nachweis gelingt bei den meisten epi- bzw. subduralen Hämatomen. *Traumatische* oder *spontane intracerebrale Hämatome* entziehen sich ebenso wie die meisten Contusionsherde in vielen Fällen der angiographischen Diagnostik. Ebenso ist nach akut auftretenden *cerebralen Funktionsstörungen* eine Differenzierung zwischen Infarkt, Hämatom oder Hirntumor nicht mit Sicherheit möglich.
Pathologische Gefäßprozesse (Stenosen, Verkalkungen, Angiome oder Aneurysmen) können hingegen nur bei der cerebralen Gefäßdarstellung zuverlässig nachgewiesen werden.
Raumfordernde Prozesse der hinteren Schädelgrube bereiten im Angiogramm besondere Schwierigkeiten.
Zusammenfassend ist zu sagen, daß nach akut auftretenden Hirnfunktionsstörungen mit focaler Symptomatik und rascher Progredienz eine cerebrale Angiographie durchgeführt werden sollte, wenn keine computertomographische Einrichtung in der Akutklinik zur Verfügung steht.
In allen anderen Fällen wird das Computertomogramm verläßlichere und wertvolle Hinweise zur Natur und Lokalisation des pathologischen Prozesses bringen.
Ausnahmen sind, wie schon erwähnt, Gefäßveränderungen wie Stenosen, Aneurysmen und Angiome, deren Nachweis weiterhin dem Angiogramm vorbehalten bleibt. Allerdings hat gerade bei der Diagnostik der extrakraniellen Gefäßabschnitte die Dopplersonographie neue Impulse gebracht (Abb. 5a, b).

- Computertomographie:
  Die wesentlichen Ausführungen zum Einsatz des Computertomogramms in der Diagnostik der akuten Hirnfunktionsstörung wurde schon im Kapitel „Angiographie" abgehandelt.
  Die Erfahrung hat gezeigt, daß hierdurch eine echte Erweiterung der diagnostischen Möglichkeiten auf neurologisch-neurochirurgi-

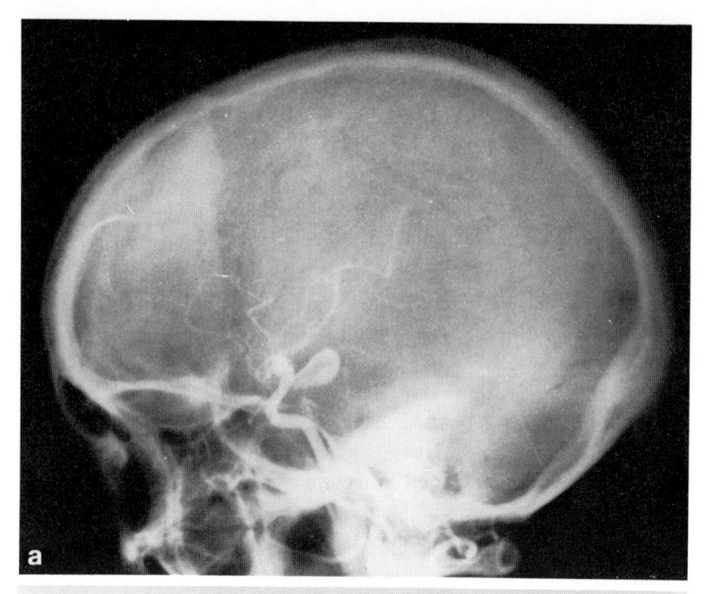
a

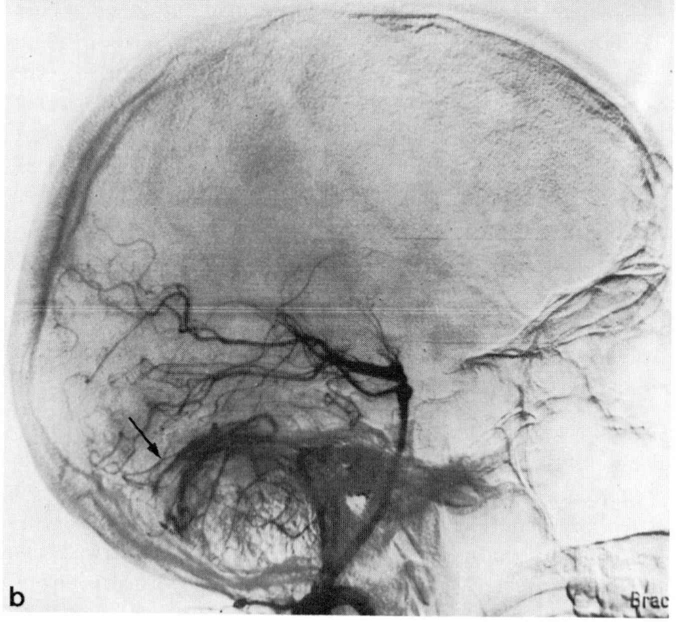
b

schem Gebiet gegeben ist. Erstmalig ist es möglich – auf nichtinvasivem Wege – pathologische Veränderungen hinsichtlich ihrer genauen Lokalisation und Artdiagnose in vivo nachzuweisen. Die Trefferquote beträgt heute bei den meisten intrakraniellen Prozessen über 97% (Tumoren, Mißbildungen, Blutungen, Abscesse), eine Zahl, die mit keiner anderen Methode erreicht wird (Abb. 6a–g).

> In vielen Fällen scheint es heute ratsamer, Patienten in entsprechend ausgestattete Kliniken zur Diagnostik zu verlegen, als mit herkömmlichen Methoden eine eindeutige Aussage nicht erzielen zu können (Tabelle 8).

Tabelle 8. Symptome und Untersuchungsgang bei Verdacht auf chronisch erhöhten Schädelinnendruck

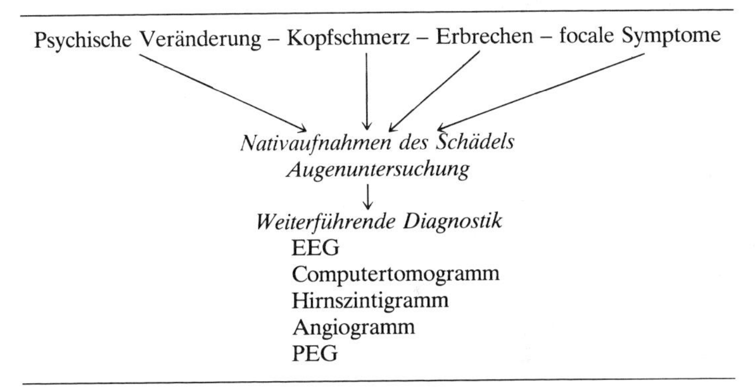

◁ **Abb. 5.a** Aneurysma der A. carotis interna; **b** Subtraktionsaufnahme der Darstellung eines stark vascularisierten Tumors im Bereich der hinteren Schädelgrube

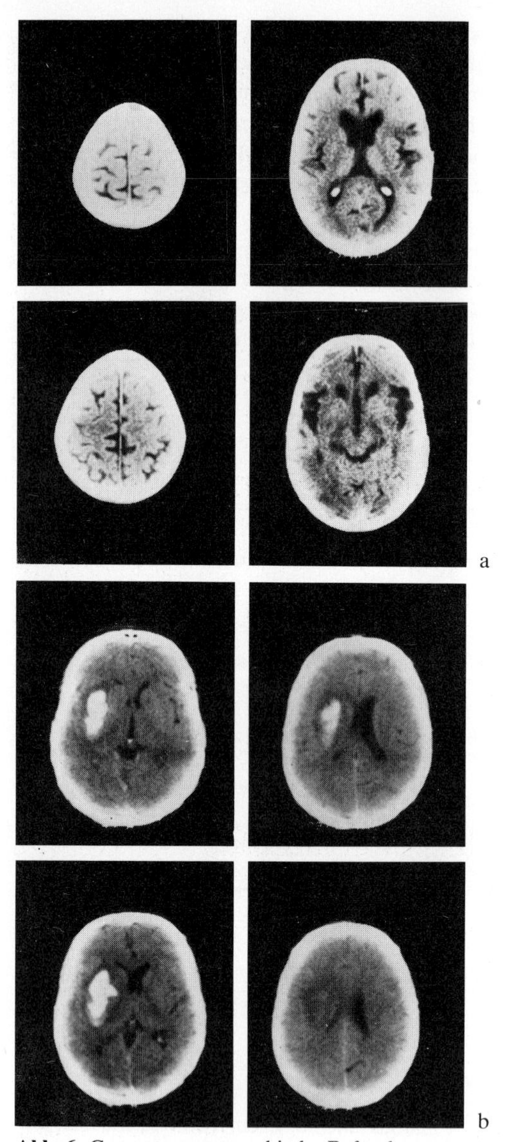

Abb. 6. Computertomographische Befunde
a Allgemeine Hirnatrophie; **b** spontane intracerebrale Blutung im Stammganglienbereich links

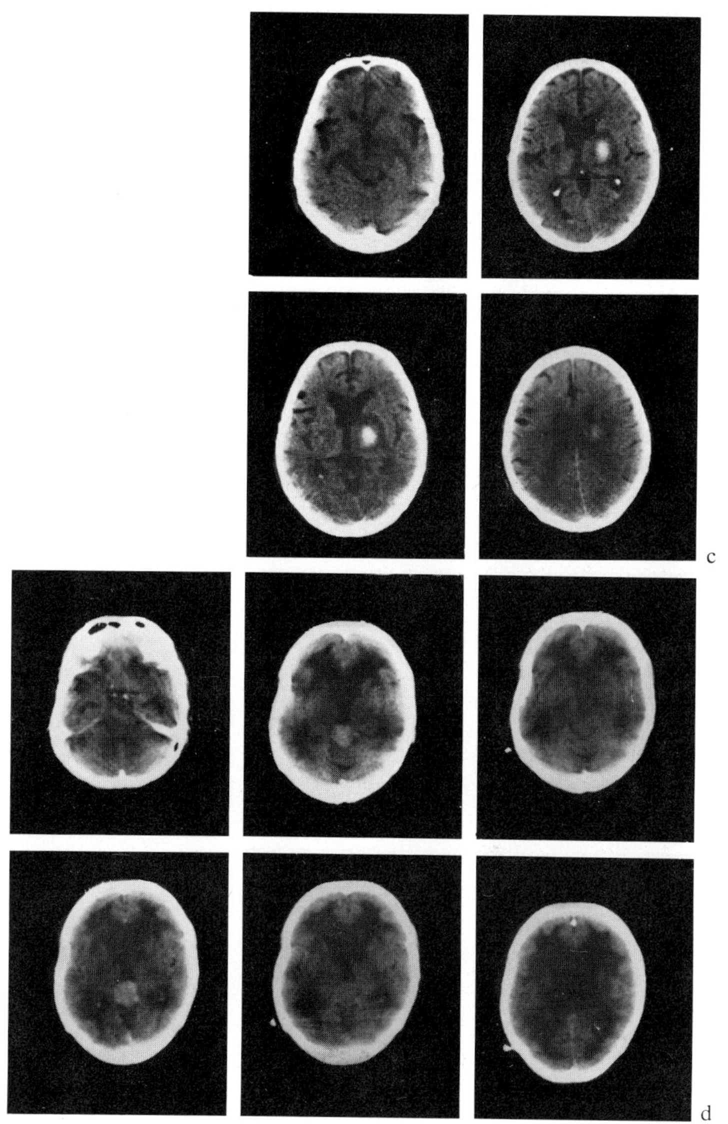

Abb. 6. c Traumatische intracerebrale Blutung im Stammganglienbereich rechts; **d** Hydrocephalus occlusus bei Metastasen im Bereich des 3. Ventrikels

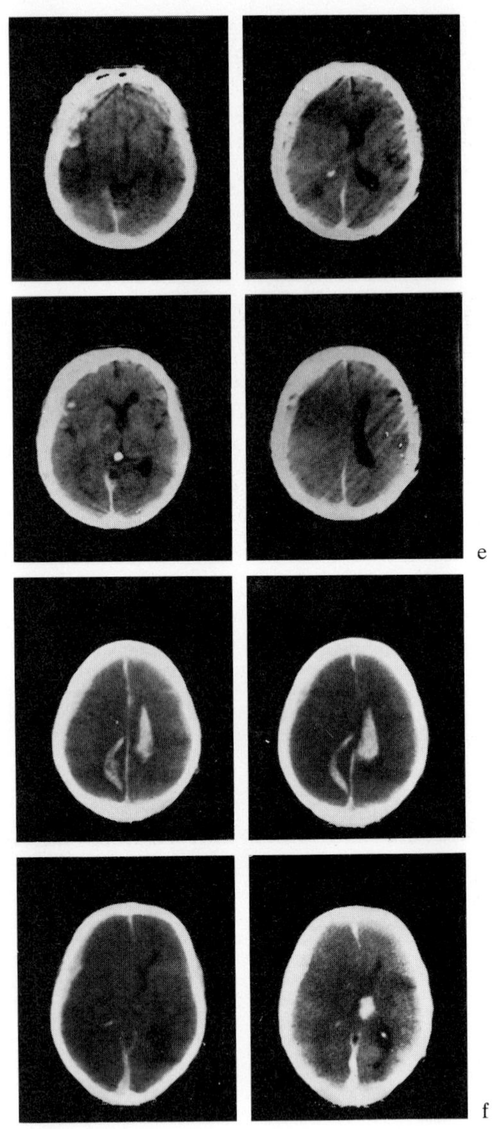

Abb. 6. e Traumatisches subdurales Hämatom über der gesamten linken Hemisphäre; **f** Aneurysmablutung mit Ventrikeleinbruch und subduralem Hämatom links

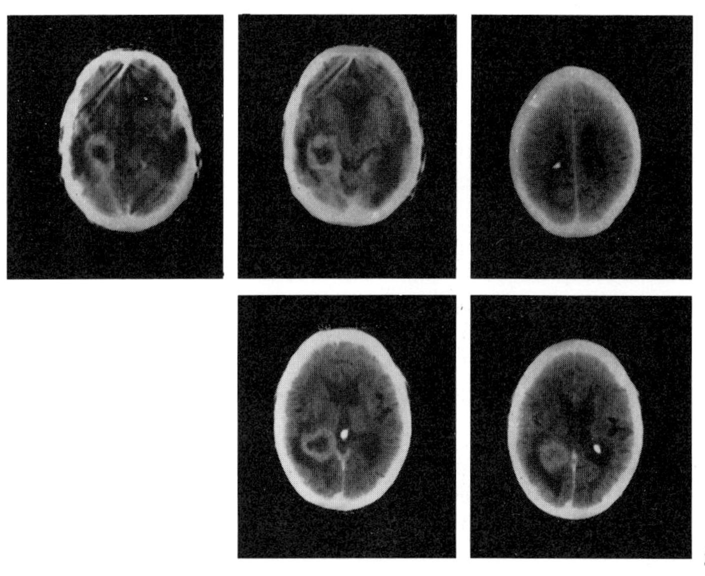

Abb. 6.g Hirnabsceß paramedian links (DD: gliomatöser Tumor)

4. Chirurgisches oder konservatives Vorgehen

Eine solche Differenzierung ist extrem wichtig, da trotz verschiedenster Grundkrankheit die *chirurgische Akuttherapie* weitgehend einheitlich ist.
Sie besteht entweder in der Exstirpation einer intrakraniellen Raumforderung (einschließlich Punktion eines Abscesses) oder Anlage einer Liquorableitung zur Entlastung des Hirnstammes bei infratentoriellen oder median gelegenen Raumforderungen.
Interne Erkrankungen erfordern hingegen eine äußerst spezifische, auf das Krankheitsbild abgestimmte Therapie. In vielen Fällen wird schon die Anamnese eine Differenzierung zwischen chirurgischen und internen Prozessen erlauben. Bei unklarer Vorgeschichte gelten als *Hinweis auf einen intrakraniellen raumfordernden Prozeß* folgende Befunde:

- Focale neurologische Ausfälle
- Stauungspapille
- Pupillendifferenz
- Zunehmende Bewußtseinstrübung
- Cranio-caudales Fortschreiten der Hirnstammausfälle
- Asymmetrie der Hirnstammstörung.

Indikation zur neuroradiologischen Untersuchung

Focale neurologische Ausfälle sind nicht in jedem Fall Anzeichen für einen intrakraniellen raumfordernden Prozeß. Jedoch spricht eine gekreuzte Symptomatik mit größter Wahrscheinlichkeit für eine Lokalisation im Hirnstamm, während ein durchgehender Halbseitenbefund auf einen Großhirnherd hinweist.

> Als führendes Symptom der intrakraniellen Raumforderung hat die Kombination von focaler Symptomatik mit progredienter Verschlechterung der Bewußtseinslage zu gelten.

Als *alarmierendstes Zeichen* ist die zunächst ein- dann doppelseitig erweiterte lichtstarre Pupille mit kontralateraler Extremitätenlähmung und tiefen Graden der Bewußtseinseintrübung anzusehen.
In diesen Fällen ist sofort die weiterführende neuroradiologische Untersuchung notwendig.
Bestehen gleichzeitig Atemstörungen und Streckmechanismen, muß der chirurgische Eingriff u. U. notfallmäßig, auch ohne weitere Diagnostik durchgeführt werden, um eine irreversible Hirnstammkompression zu verhindern.
Hinweis auf eine intrakranielle Raumforderung ist ferner ein *freies Intervall.* Das bedeutet, daß entweder der zunächst bewußtlose Patient aufklart, um dann rasch einzutrüben. Im anderen Fall tritt erst einige Stunden nach dem Ereignis eine progrediente Verschlechterung der Bewußtseinslage mit focaler Symptomatik ein.
Betont werden muß, daß bei primär bewußtlosen Patienten ein freies Intervall häufig nicht zu beobachten ist.
Der sicherste Hinweis auf das Vorliegen einer intrakraniellen Raumforderung ist der Nachweis einer Stauungspapille.

Ist der chirurgisch angehbare Prozeß ausgeschlossen, muß das ganze Spektrum labormedizinischer und technischer Untersuchungen zur Klärung der Situation angewandt werden (Tabelle 9).

Tabelle 9. Zusammenstellung der wichtigsten diagnostischen Maßnahmen bei Patienten mit akuten Funktionsstörungen des ZNS. Die Reihenfolge richtet sich nach der Dringlichkeit der Situation

Inspektion	Labor	Technische Untersuchung
Blut aus Ohr, Nase, Mund	Breites Spektrum	EKG
Verletzungen	*Wichtig:*	Röntgen: Schädel, HWS, Thorax
Ältere Narben	Blut	Augenhintergrund
Einstichstellen	Urin	Lumbalpunktion
Zungenbisse	Magensaft zur toxikologischen Untersuchung	EEG
Hautfarbe		Dopplersonographie
Hautturgor		Echoencephalographie
Temperatur		Angiographie
Atemluft		Computertomographie

5. Hirnstamm-Dysfunktion

Wie schon ausgeführt, bewirken die meisten metabolischen Entgleisungen sowie Intoxikationen Ausfälle der Hirnstammfunktionen. Diese treten typischerweise dissoziiert auf und verursachen nicht das Bild der cranio-caudal absteigenden Hirnstamminsuffizienz wie sie durch supratorielle Prozesse hervorgerufen werden (z. B. intakte Pupillenfunktion bei ausgeprägter Atemstörung). Die Hirnstammausfälle sind weitgehend symmetrisch, während strukturelle Prozesse in der Regel asymmetrische Bilder bewirken.

B. Erstversorgung nach dem Ereignis und in der Klinik

Die Primärversorgung am Ort des Geschehens und in der Klinik unterscheidet sich nach akuten Hirnfunktionsstörungen nicht wesentlich von den Richtlinien der allgemeinen Notfallmedizin.
Im Vordergrund steht die *Stabilisierung und Unterstützung der Vitalfunktionen,* um Sekundärschäden zu vermeiden. Bei Patienten mit Funktionsstörungen des ZNS kommt der Sicherung von Atmung und Kreislauf eine entscheidende Bedeutung zu. Dies hat folgende Gründe:

- Durch Schädigung des Hirnstammes und der entsprechenden regulatorischen Zentren können ausgeprägte vegetative Entgleisungen entstehen. Diese können die schockbedingten zirkulatorischen und respiratorischen Störungen erheblich verstärken.
- Die normalerweise vorhandene Autoregulation der Hirndurchblutung ist nach akuten Hirnfunktionsstörungen häufig gestört oder regional aufgehoben. Die cerebrale Durchblutung folgt weitgehend Veränderungen des arteriellen Blutdruckes. Blutdruckabfälle, die bei Patienten ohne cerebrale Beteiligung noch im physiologischen Bereich liegen und voll kompensiert werden, können hier zentral irreversible hypoxische Schäden setzen. (Kap. F)
- Die geschädigte Hirnzelle ist wesentlich empfindlicher gegenüber O_2-Mangel als dies normalerweise der Fall ist. pH-Schwankungen können nur noch bedingt kompensiert werden.

Deshalb muß nach akuten Hirnfunktionsstörungen in der Primärversorgung die schnelle und effektive Schockbekämpfung im Mittelpunkt der therapeutischen Bemühungen stehen. Parameter zur klinischen Beurteilung des Schockes sind neben dem klinischen Bild vor allem Blutdruck, Pulsfrequenz, Hauttemperatur, Hautfeuchtigkeit sowie Farbe des Nagelbettes (Tabelle 10).

Tabelle 10. Schocksymptome

	Kreislauf	Klinik	Allgemeines
I. Phase	Systolischer Blutdruck über 100 mm Hg, normale Blutdruckamplitude, Pulsfrequenz 100–120	Kühle Akren, blasse Haut	Geringe geistige Verlangsamung
II. Phase	Systolischer Blutdruck um 80 mm Hg, kleine Blutdruckamplitude, Pulsfrequenz 120–150	Lippencyanose, kalte livide Akren, schweißbedeckte Haut	Unruhe, Angst, Bewußtseinstrübung, Durst, Lufthunger, Oligo-Anurie
III. Phase	Arterieller Druck nicht meßbar, Pulsfrequenz uncharakteristisch, Arrhythmien, Asystolie	Graues, cyanotisches Hautkolorit, feuchte, klebrige, kalte Haut	Bewußtlosigkeit, Ateminsuffizienz, Anurie

Als alarmierende Symptome sind anzusehen (Abb. 7):

- Kalte cyanotische Akren und Schleimhäute
- Blutdruckabfälle bei zunehmender Tachykardie
- Tiefe Bewußtlosigkeit
- Reaktionslose Pupillen
- Asystolie.

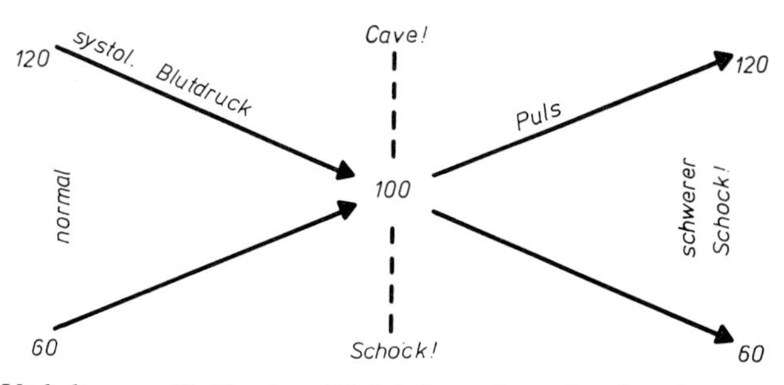

Abb. 7. Verhalten von Blutdruck und Puls bei zunehmendem Schock

I. Primärversorgung

Im Rahmen der Erstversorgung kommt folgenden Punkten entscheidendes Gewicht zu:

- Freihalten der Atemwege, nötigenfalls Intubation (Güdel-Tubus, Seitenlage, ausreichendes O_2-Angebot)
- Normotone Blutdruckwerte
- Korrektur des Säure-Basen-Haushaltes durch Bicarbonat-Lösung (100–250 ml $NaHCO_3$ i. v.)
- Hochdosierte Corticoide.

> Die frühzeitige hochdosierte Steroidtherapie zur Prophylaxe der akuten Hirnschwellung (Kap. D) kann für den Patienten lebensrettend sein. Da die Wirkung von der Zeit der Injektion abhängt, sollen schon im Notarztwagen oder durch den erstbehandelnden Arzt 100 mg Dexamethason intravenös verabreicht werden.

Der primäre Einsatz *entwässernder Medikamente* aus cerebralen Gründen wird in den meisten Fällen nicht notwendig sein (s. S. 62). Bei Verdacht auf eine Blutung aus einem *Hirngefäß-Aneurysma* sind *kolloidale Lösungen* wegen der Auswirkung auf die Blutgerinnung kontraindiziert.

Das bedeutet, daß bei der Primärversorgung nach der Sicherung der Atmung ein venöser Zugang geschaffen werden muß, um durch rasche Volumensubstitution den Kreislauf zu normalisieren. Hypertone Blutdruckwerte (über 160 mm Hg) sollten unter diesen Wert gesenkt werden.

Sofern nicht zwingende Gründe dagegen sprechen, muß sich den oben besprochenen Maßnahmen der schnellstmögliche Transport in eine entsprechend ausgerüstete Klinik anschließen.

Gerade nach cerebralen Funktionsstörungen spielt neben dem Zeitfaktor die Möglichkeit der ausreichenden klinischen Primärversorgung eine extrem wichtige Rolle.

So wird es meist nur in der Klinik möglich sein, die Folgen der zentral bedingten vegetativen Entgleisungen gezielt zu therapieren. Hierzu gehört neben Atmung- und Kreislauf- auch die Temperaturregulation.

Zur Vermeidung hypoxischer Schäden muß frühzeitig von der Intubation und Beatmung Gebrauch gemacht werden.
Primär intubiert werden müssen alle bewußtlosen Patienten mit Zeichen der Hirnstammschädigung.
Intubiert werden sollen somnolente oder bewußtlose Patienten, sobald der Verdacht auf eine zentrale oder periphere Atemstörung besteht.
Aus Sicherheitsgründen werden Patienten in der Akutphase mit mindestens 40%igem O_2 beatmet.
Unberührt hiervon bleibt bei polytraumatisierten Patienten die Indikation zur Intubation aus anderen Gründen (z. B. Lungencontusion, Gesichtsverletzungen, Aspiration) (Tabelle 11). Ein rascher Transport ist aber auch wegen der Gefahr der intrakraniellen Raumforderung notwendig. Hier muß das Ziel sein, die Hirnstammkompression zu verhindern, bevor irreversible Schäden eingetreten sind.

Tabelle 11. Indikation zur Intubation bei Patienten mit akuten Funktionsstörungen des ZNS

- Primäre Bewußtlosigkeit, Symptome der Hirnstammschädigung
- Zentrale oder periphere Atemstörung
- Ausgedehnte Gesichtsschädelverletzungen
- Aspiration
- Vasculäre Hirnstammprozesse mit Ausfall der unteren Hirnnerven

II. Versorgung in der Klinik

Nach Eintreffen in der Klinik müssen folgende Labordaten kontrolliert werden:

- Hämoglobin
- Hämatokrit
- Blutgase
- Elektrolyte
- Blutzucker

- Kreatinin
- Blutgerinnung
- Blutgruppe (Kreuzblut).

Vollblut bzw. Erythrozytenkonzentrate in Verbindung mit Plasma-Proteinlösungen sollten bei einem Hb unter 10 mg% oder bei protrahiertem Schock gegeben werden.

Grundsätzlich gehören zur klinischen Erstversorgung:
- ein sicherer venöser Zugang,
- eine Magensonde sowie der
- Blasenkatheter.

Letzteres ist gerade bei tief bewußtlosen Patienten mit Hirnstammbeteiligung notwendig. Diese Patienten entwickeln häufig akut zentral ausgelöste *Polyurien.* Hierbei können in kurzer Zeit mehrere Liter Urin ausgeschieden werden. Wegen der oft gleichzeitig bestehenden Harnverhaltung können diese Urinmengen einen massiven Blasenhochstand bewirken, der sogar ein akutes Abdomen vortäuschen kann.
Die *Farbe des Urins* kann u. U. schon wichtige diagnostische Hinweise liefern.
In gleicher Richtung sichert die Einlage einer *Magensonde* vor der Folge der rasch auftretenden atonischen Zustände des Magen-Darm-Traktes mit Bildung großer Sekretmengen. Bei Verdacht auf Intoxikation können Tablettenreste aspiriert werden.

1. Infusionstherapie

Zur Infusion ist zunächst eine elektrolythaltige 5%ige Glucose-Lösung am besten geeignet. Hierbei ist der geringste Einfluß auf die Laborwerte zu erwarten.
Wie schon angeführt, sollten kolloidale Lösungen nicht bei Verdacht auf Subarachnoidalblutungen eingesetzt werden. In diesen Fällen ist Humanalbumin das Mittel der Wahl zur Behandlung hypotoner Kreislaufverhältnisse.

2. Sedierung

Ein schwieriges Kapitel ist die Sedierung neurologischer Notfallpatienten. Man muß sich darüber im klaren sein, daß jede Sedierung neben der möglichen *Atemdepression* die *Einordnung der Bewußtseinslage* erschwert. Damit verfälscht man das wichtigste diagnostische Kriterium (Kap. A).
Deswegen werden bei der Primärversorgung bevorzugt kurzwirkende Sedativa angewandt. In Frage kommt hier besonders das Diazepam (Valium). Die Dosierung richtet sich nach der Wirkung. Im allgemeinen rechnet man bei Kindern $^{1}/_{2}$-1 Amp. (5 mg), bei Erwachsenen 1–2 Amp. (10 mg und 20 mg) i. v. Indikation zur *Sedierung während der Primärversorgung* sind folgende Befunde:

- Notwendigkeit der Intubation
- Massive Streckkrämpfe
- Extreme Unruhe (s. S. 170).

Zur Ruhigstellung bei starken Schmerzen sollten Sedativa bei akuten Hirnfunktionsstörungen nicht angewandt werden. Hier ist die Gabe stark wirkender Analgetica vorzuziehen (Fortral i. m.). In jedem Fall muß der weiterbehandelnde Arzt über die Art und Menge der verabreichten Sedativa unterrichtet werden, um die Reaktionslage des Patienten sicher einschätzen zu können.
Um die negative Auswirkung der zentralen Dysregulation so gering wie möglich zu halten, müssen die Erstuntersuchungen kurz und schnell vorgenommen werden. Das heißt, *je tiefer der Grad der Bewußtlosigkeit, desto schneller müssen die diagnostischen und operativen Maßnahmen durchgeführt werden, um den Patienten rasch auf die Intensivstation verlegen zu können.*

3. Venenkatheter

Aus der Notwendigkeit eines sicheren venösen Zuganges – auch über Wochen und Monate hinweg – ergibt sich die Frage nach der Art und Einlagemethode des Venenkatheters.
Folgende Forderungen sind bei schweren Hirnfunktionsstörungen zu erheben:

- Möglichkeit der Infusion hochmolekularer Substanzen, regelmäßige Blutentnahme.
- Einlage unter streng aseptischen Bedingungen, korrekte Lage im rechten Vorhof.
- Zuverlässigkeit über einen längeren Zeitraum.

Methode der Wahl ist die perkutane Einlage, entweder über eine Armvene oder nach Punktion der V. subclavia bzw. jugularis (Abb. 8).

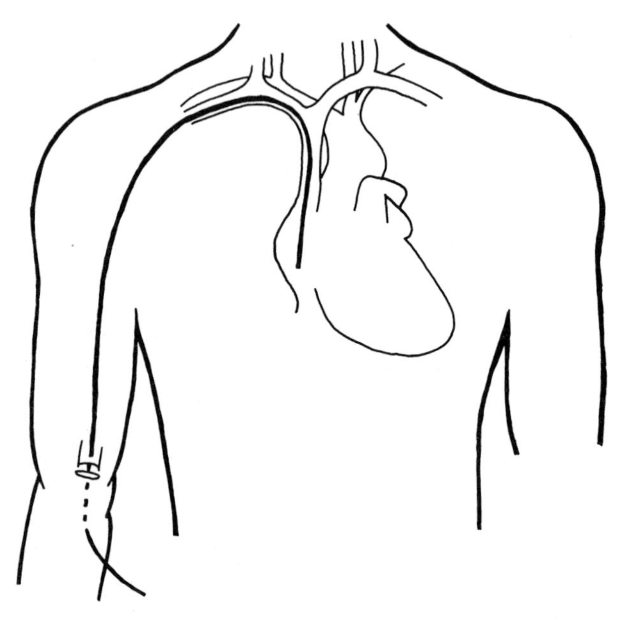

Abb. 8. Venöser Zugang. Venenkatheter müssen unter sterilen Bedingungen eingelegt werden. Die korrekte Lage im rechten Vorhof ist nur durch Röntgenkontrolle gewährleistet. Die percutane Einlage ist die Methode der Wahl

C. Überwachung und Pflege

Die weiterführende Behandlung von Patienten mit ausgeprägten Hirnfunktionsstörungen ist ohne *entsprechend personell und apparativ ausgerüstete Intensivpflegeeinheiten nicht möglich* und auch vom ärztlichen Standpunkt aus nicht zu verantworten.

Um eine sichere Überwachung zu gewährleisten, sind im Gegensatz zu anderen Intensivpatienten eine Reihe *baulicher Voraussetzungen notwendig*. Wie ausgeführt, bilden Bewußtseinslage und Pupillenreaktion wichtige Kriterien für den Zustand dieser Patienten. Beide Parameter können nicht apparativ überwacht werden. Das bedeutet, daß ein Teil des Pflegepersonals sich permanent innerhalb des eigentlichen Patientenraumes aufhalten muß, um den dauernden persönlichen Kontakt zum Patienten zu gewährleisten. Aus diesem Grunde kommen zur Überwachung von Patienten mit schweren Hirnfunktionsstörungen nur offene bzw. halboffene Einheiten mit einem zentralen Überwachungsplatz in Frage. Von hier muß die Möglichkeit zum direkten blickmäßigen Patientenkontakt bestehen. Die Einheiten sollten wegen der Übersichtlichkeit eine Kapazität von 7–8 Betten nicht überschreiten.

Der Nachteil der ungünstigeren hygienischen Verhältnisse muß bei dieser Lösung zu Gunsten der Sicherheit des Patienten in Kauf genommen werden (Abb. 9).

Unbenommen bleibt hierbei die Notwendigkeit einer ausreichenden Zahl von Nebenräumen. Im allgemeinen ist der Bedarf einer offenen Einheit mit etwa 14 m^2 pro Bett und zusätzlich 15 m^2 Nutzfläche der Nebenräume pro Patient zu veranschlagen.

Aus diesen Forderungen ist es verständlich, daß die Behandlung neurologisch/neurochirurgischer Patienten im Rahmen der normalen Intensiveinheiten oft auf große Schwierigkeiten stoßen muß, da letz-

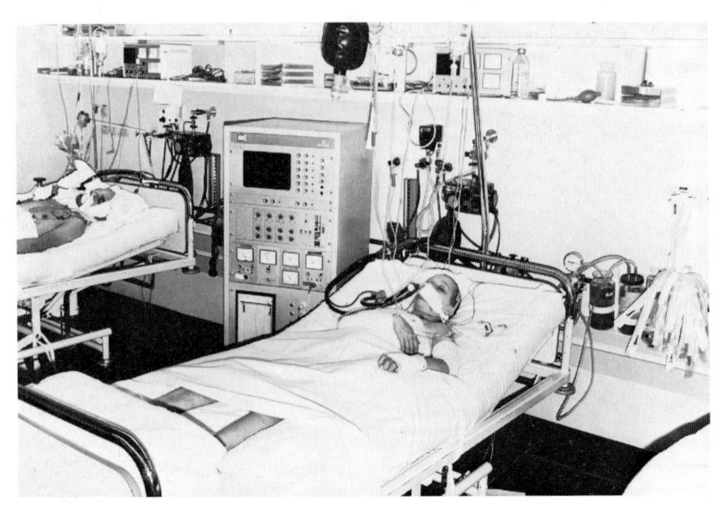

Abb. 9. Beispiel einer neurologischen Wachstation

tere häufig im geschlossenen System mit Einzelboxen konzipiert sind.

Hierbei wird bei der meist vorhandenen Personalknappheit in vielen Fällen keine lückenlose Überwachung gewährleistet sein.

In verschiedenen Kliniken hat sich die Einschaltung einer sog. *Überwachungs- oder Intermediärstation* zwischen Intensiveinheit und Normalstation bewährt. Hier können Patienten betreut werden, bei denen auf Grund ihres momentanen Zustandes keine direkte vitale Gefährdung besteht, jedoch die Grunderkrankung Zwischenfälle erwarten läßt (Subarachnoidal-Blutungen, Meningitiden, extubierte Patienten, ausgeprägte Durchgangssyndrome).

Die personelle Ausstattung sollte deshalb auch etwa zwischen dem Schlüssel für Intensiveinheit und Normalstation liegen.

I. Apparative Voraussetzungen

Abgesehen von der baulichen Voraussetzung, entsprechen die apparativen Notwendigkeiten im wesentlichen der Ausstattung anderer Intensivstationen.
Pro Bett muß eine Beatmungs- und Absaugeinrichtung vorgesehen werden, d. h. an jedem Bettplatz müssen Anschlüsse für Sauerstoff, Druckluft und Vakuum vorhanden sein.
Hinzu kommt eine ausreichende Anzahl von Steckern für Monitor und andere elektrische Geräte. Bewährt haben sich Wandschienensysteme zur Aufnahme der Geräte wie: Absauger, Standgefäße, Monitore, Blutdruckgeräte und Ablagen. Diese werden von verschiedenen Firmen angeboten. Für jedes Bett ist zusätzlich zur Raumbeleuchtung eine Lampe mit gebündeltem Lichtschein vorzusehen. Hiermit wird die Durchführung kleinerer Eingriffe, aber auch die Prüfung der Pupillenreaktion erleichtert.

1. Monitore

Zu jedem Bettplatz gehört ein Monitor, der die Vitalgrößen, EKG, Puls, Temperatur und Atemfrequenz kontinuierlich wiedergeben kann. Alarmeinrichtungen müssen für Puls, Temperatur und Atmung gegeben sein.
Über den Wert eines zentralen Monitors zum Abrufen der Einzelparameter jedes Patienten sind die Meinungen geteilt. Es besteht bei einer solchen Einrichtung die große Gefahr, daß vor allem in den Nachtstunden die Werte über längere Zeit zentral erfaßt werden. Hierdurch entstehen dann Lücken bei der Überwachung von Bewußtseinslage und Pupillenreaktion.
Der Blutdruck wird normalerweise manuell oder automatisch unblutig gemessen. Zwei komplette Einheiten zur blutigen Blutdruckmessung sollen zusätzlich vorhanden sein.
Hinzu kommen Elektromanometer zur Liquor- bzw. epiduralen Hirndruckmessung.

2. Beatmungsgeräte

Da bewußtlose Patienten in der Regel beatmet werden, ist für jedes Bett ein Beatmungsgerät vorzusehen. Bei der großen Zahl der benötigten und im Betrieb zu überwachenden Geräte, sollten möglichst einfach zu bedienende Respiratoren zur Anwendung gelangen. Hier haben sich besonders Bird-Respiratoren bewährt, die *druckgesteuert* mit variablem Flow arbeiten. Mit diesen Respiratoren wird man den Erfordernissen der meisten Patienten gerecht. Für schwierige Beatmungsfälle sollten ein bis zwei *volumengesteuerte* Geräte (bezogen auf 8 Betten) zur Verfügung stehen.
Eine Oxygenblende ist in jedem Fall dem Atmungsgerät vorzuschalten, da sonst keine exakte Kontrolle über den O_2-Anteil der Einatmungsluft möglich ist.
An technischer Ausrüstung sind weiterhin notwendig: ein fahrbares *8kanäliges EEG,* möglichst mit Bandaufzeichnung, und ein tragbares mehrkanäliges EKG-Gerät.
Ein technisch optimal ausgerüstetes Labor muß in erreichbarer Nähe der Intensivstation sein. Neben der kontinuierlichen Bestimmung der normalen Daten müssen Blutgase sowie Gerinnungswerte jederzeit bestimmbar sein.

II. Personelle Voraussetzungen

Die Überwachung und Behandlung bewußtloser und damit extrem gefährdeter Patienten stellt höchste Ansprüche an das ärztliche und pflegerische Personal.
Neben den Maßnahmen der allgemeinen Intensivüberwachung und -pflege muß die *Beurteilung von Bewußtseinslage und Pupillenreaktion vom pflegerischen Personal zuverlässig und überwiegend eigenverantwortlich erfolgen.*
Somit müssen pro Schicht ausreichend eingearbeitete Schwestern und Pfleger zur Verfügung stehen, die in der Lage sind, gefährliche Zustände zu erkennen und erste Behandlungsschritte einzuleiten. Jüngeres Pflegepersonal muß gründlich eingewiesen werden, wobei

die Erfahrung besonders durch die Zusammenarbeit mit erfahrenem Personal wächst.
Da es sich überwiegend um beatmete Patienten handelt, ist ein Schlüssel von drei Pflegekräften pro Bett und Patient zu fordern.

III. Überwachung

Die Aufgaben auf der Intensivbehandlungseinheit gliedern sich in zwei Gruppen:
- die intensivmedizinische und
- die pflegerische Tätigkeit.

Beide Bereiche lassen sich naturgemäß nicht voneinander trennen. Neben der rein medizinischen Tätigkeit ist es die Aufgabe des ärztlichen Personals, die Koordinierung zwischen intensivmedizinischen und pflegerischen Notwendigkeiten durchzuführen, um eine optimale Patientenversorgung zu gewährleisten.
Die eigentlichen *intensivmedizinischen Maßnahmen* erstrecken sich auf folgende Punkte:
- Vitalfunktion (Atmung, Kreislauf, Temperatur)
- Bewußtseinslage und Pupillenreaktion
- Infusionsbilanz
- Elektrolyte, Blutgase und Säure-Basen-Haushalt
- Ernährung
- Erkennen von Sekundärkomplikationen.

Dem *pflegerischen Bereich* sind zuzuordnen:
- Allgemeine Hygiene
- Pflege und Lagerung der Patienten
- Verabreichung der Medikamente, Sonde, Infusion
- Pflege von Venen- und Urinkatheter
- Überwachung von Urin- und Stuhlfunktion.

Voraussetzung für eine sichere Überwachung ist, daß wichtige Meßwerte sowie besondere Vorkommnisse auf einem eigenen Blatt regelmäßig notiert werden.
Stündlich sollten die Meßwerte festgehalten werden, die durch technische Einrichtungen erfaßt und kontinuierlich registriert werden.

Hierzu gehören Vitalgrößen wie:
Atmung – Herzfrequenz – Blutdruck (blutig) – Temperatur – intrakranieller Druck.

Nicht kontinuierlich registriert, aber dauernd überwacht, werden: Bewußtseinslage – Pupillenreaktion – Respiratorfunktion – Durchgängigkeit des Tubus.

Sofern der Blutdruck nicht direkt gemessen wird, sollten stündlich Kontrollen erfolgen.
Besonderheiten der Bewußtseinslage, der Pupillenreaktion, Krampfanfälle o. ä. sollten ebenfalls gesondert aufgeführt werden (Tabelle 12).

Tabelle 12. Alarmsituationen, die ein sofortiges und gezieltes Eingreifen erforderlich machen. Alle Verantwortlichen des ärztlichen und pflegerischen Dienstes sind hierüber genauestens zu unterweisen

- Weite, lichtstarre Pupillen
- Rasche Verschlechterung der Reaktionslage
- RR-Abfall
- Asystolie
- Generalisierter Krampfanfall
- Hirndruck über 50 mm Hg
- Respiratorausfall
- Tubusverlegung

In der Akutphase müssen 3 × täglich, später 1 × täglich folgende *Labordaten* bestimmt werden:
Hämoglobin – Hämatokrit – Elektrolyte – Blutzucker.
Wöchentlich einmal kontrolliert werden: Blutbild, Leber- und Nierenwerte, einschließlich Elektrophorese, zusätzlich Abstriche zur *bakteriologischen Testung* aus Tubus, Blasenkatheter und Blut. Bei Patienten, die hyperosmolare Lösungen erhalten, muß täglich die Serumosmolarität bestimmt werden.
Die Überwachung der Infusionstherapie muß stündlich erfolgen, um eine kontinuierliche Zufuhr der gewählten Menge zu gewährleisten.

In 4stündigen Abständen werden Ein- und Ausfuhr kontrolliert, um den Wasserhaushalt ausgeglichen zu halten (Tabelle 13).

Tabelle 13. Schema der Überwachungsmaßnahmen. Besonderes Gewicht muß auf die Beobachtung von Bewußtseinslage, Pupillenreaktion, Respiratorfunktion und Durchgängikeit des Tubus gelegt werden

Dauernd:	*Stündlich* (protokolliert):	*4stündlich:*
• Bewußtseinslage • Pupillenreaktion • Vitalwerte • Intrakranieller Druck • Durchgängikeit des Tubus • Respiratorfunktion	• Atmung • Herzfrequenz • Blutdruck • Temperatur	• Infusionsbilanz • Evtl. Elektrolyte u. Blutgase
8stündlich:	*Täglich:*	*Wöchentlich:*
• Hämoglobin • Hämatokrit • Elektrolyte • Blutzucker	• Blutgase • Osmolarität • Stuhlausscheidung • Gerinnungswerte	• Blutbild • Leberwerte • Nierenwerte • Elektrophorese • Abstriche • Rö.-Thorax und Venenkatheter

IV. Pflege

Bei allen pflegerischen Maßnahmen muß neben der Sicherheit des Patienten die *Infektionsprophylaxe* im Vordergrund stehen. Dies bezieht sich besonders auf die Beatmungssysteme, einschließlich Tubus sowie Venen- und Blasenkatheter.
Einen wichtigen Teil nimmt die *Körperpflege* ein, besonders die Verhinderung von Decubitalgeschwüren und Kontrakturen.
Wie später noch ausgeführt, ist in bezug auf die cerebrale Durchblutung und den intrakraniellen Druck in der Initialphase die *Rückenlage* mit geradeliegendem Kopf und leicht erhöhtem Oberkörper die günstigste Position. Längere Seitenlagen, speziell Abkippen

des Kopfes, sind für die cerebrale Situation äußerst ungünstig (Kap. D).
Die längere Rückenlage birgt für den Patienten jedoch auch Risiken, da in den aufliegenden Partien (Hinterkopf, Schultern, Gesäß, Fersen) Decubitalulceri entstehen können.

Deswegen sind einige Punkte Voraussetzung für die Lagerung:
- Das Bett muß mit einer dicken, durchgehenden Schaumstoffmatratze belegt sein.
- Der Hinterkopf liegt in einem Ring aus Schaumstoff oder einem weichen Kissen.
- Alle vier Stunden müssen die Patienten auf die Seite gedreht, mit einem hautschützenden Spray eingesprüht und abgeklopft werden. Danach erfolgt erneute Rückenlage.

Kontrakturen der Gelenke können selbst durch eine sachgemäße Lagerung unter Anleitung speziell ausgebildeter Krankengymnasten nur zum Teil verhindert werden. Gleiches gilt für die Anlage von Schienen oder Gipsverbänden.
Die beste Prophylaxe ist die mehrmals tägliche intensive, aktive *krankengymnastische Betreuung* des Patienten. Versuchsweise können zur Unterstützung Diazepam (Valium) in kleineren Dosen oder Lioresal (bis 75 mg/Tag) eingesetzt werden. Oft wird hierdurch das passive Durchbewegen der Extremitäten erleichtert. Eisbehandlung kann ebenfalls positiv sein.

Dringend gewarnt sei vor chirurgischen Eingriffen (Tentotomie) zur Therapie von eingetretenen Kontrakturen in der Akut- bzw. Subakutphase.

Außer einer zusätzlichen Belastung des Patienten, sind Erfolge nicht zu erwarten, da durch diesen Eingriff die zentrale Tonuserhöhung nicht beeinflußt wird.
Regelmäßig muß ebenfalls eine gründliche *Mundpflege* mit aseptischer Lösung sowie ein *Bindehautschutz* durch neutrale Augensalbe vorgenommen werden.
Blasenkatheter werden wöchentlich einmal gewechselt. Blasenspülungen erfolgen nur in Ausnahmefällen. Indikation ist trüber Urin mit Sediment, der eine Verlegung des Katheters hervorrufen kann.

Die Spülung wird mit steriler Ringer-Lösung vorgenommen. Antibiotica werden nach Testung systemisch und lokal gegeben.
In den ersten Wochen nach dem Ereignis sollten Blasenkatheter möglichst nicht abgeklemmt werden. Zentrale, infusions- oder stoffwechselbedingte Polyurien können in dieser Zeit akut auftreten und bei abgeklemmtem Katheter zu einer ernsten Gefährdung des Patienten führen (Unruhe, vegetative Entgleisungen, Blasenruptur).
Nach der ersten Woche kann der Katheter zur Vermeidung einer Schrumpfblase erst stundenweise, dann über drei bis vier Stunden *abgeklemmt* bleiben.
In Abhängigkeit der gegebenen Sondenernährung muß in regelmäßigen Intervallen für eine ausreichende *Stuhlentleerung* gesorgt werden (Agarol, Mikroklist, Prostigmin 1–5 Amp. i. v.).
Wechsel und Spülen des Blasenkatheters sowie Art und Menge der Stuhlentleerung sollen protokolliert werden.

Tabelle 14. Zusammenstellung der wichtigsten pflegerischen Maßnahmen

4stündlich:
- Seitenlagerung mit Abklopfen des Rückens
- Bronchialtoilette
- Lungenblähung mit Ambu-Beutel

3 × täglich:
- Krankengymnastik
- Augensalbe (neutral)
- Mundpflege
- Blasenspülung bei trübem Urin und Sediment
- Betten

Täglich:
- Steriler Verbandwechsel

Wöchentlich:
- Blasenkatheter-Wechsel

Venenkatheter:
- Kontinuierliche Infusion
- Zusatz von Heparin
- Durchspülen nach Blutentnahme
- Ausreichende Fixierung
- Steril verbinden

Folgende Verbände werden täglich steril gewechselt:
Kopf – Cavakatheter – periphere Verletzungen – Mullbinden an Tubus und Sonde.
Täglich sind ebenfalls Redon- und Ablaufdrainage nach Notierung der Flüssigkeitsmenge steril zu wechseln.
Zur Vermeidung von ossifizierenden Myositiden oder lokalen Abscessen sollen bei lang liegenden Patienten *Medikamente ausnahmslos intravenös verabreicht werden* (Tabelle 14).

D. Die akute Hirnschwellung

Neben der intrakraniellen Raumforderung stellt die Hirnschwellung eine wesentliche Komplikation nach akuten Hirnfunktionsstörungen dar.

> Die cerebrale Volumenzunahme führt zwangsläufig zur Erhöhung des intrakraniellen Druckes, da die knöcherne Schädelkapsel einen Ausgleich durch Expansion nur in geringem Ausmaß zuläßt.

I. Pathophysiologie

Wie neuere Untersuchungen gezeigt haben, liegen der cerebralen Volumenzunahme zwei additiv wirkende Vorgänge zu Grunde:
Einmal das *„vasogene" Hirnödem* mit Austritt proteinreicher Flüssigkeit in den extravasalen bzw. intracellulären Raum. Eingeleitet wird dieser Mechanismus durch eine Störung der Bluthirnschranke, welche normalerweise für höher molekulare Substanzen nicht durchgängig ist.
Als ursächliche Faktoren werden diskutiert: Zirkulationsstörungen bei Contusionsherden oder ischämischen Bezirken, cerebrale Hypoxie, Einwirkung biogener Amine, Veränderung osmotischer Gradienten, Hemmung des Zellstoffwechsels durch toxische Substanzen bzw. Verminderung energiereicher Phosphate sowie entzündliche Vorgänge (Abb. 10).
Ein weiterer wesentlicher Grund der Hirnschwellung ist die *cerebrale Blutvolumenzunahme*. Sie wird ausgelöst durch lokalen oder generalisierten Verlust der Autoregulation der Hirndurchblutung mit nach-

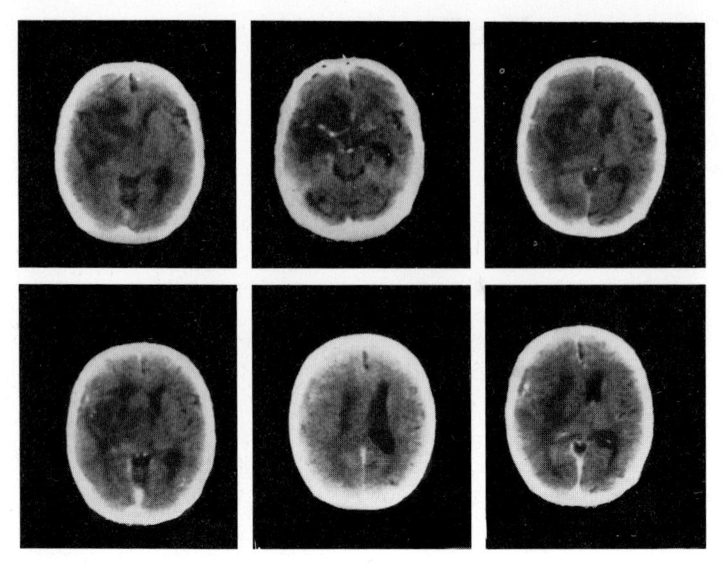

Abb. 10. Ausgeprägtes Hirnödem nach cerebralem Gefäßverschluß in der computertomographischen Darstellung

folgender Vasodilatation (Kap. F). Begünstigend wirken vermehrter Anfall von pCO_2 und saurer Stoffwechselprodukte, hypertone Blutdruckwerte und Behinderungen des venösen Abflusses.
Bei der Zunahme des intrakraniellen Druckes müssen zwei Phasen unterschieden werden:

① Phase der Druck-Volumen-Kompensation:

Hier wird das zunehmende Volumen durch Verdrängen des Liquors aus den cerebralen Reserveräumen (Ventrikel- oder Subarachnoidalraum) kompensiert. Relativ große Volumenzunahmen führen zu nur geringen intrakraniellen Druckerhöhungen.

② Phase der Druck-Volumen-Dekompensation:

Nach Auffüllung der intrakraniellen Reserveräume bewirkt die weitere cerebrale Volumenzunahme einen raschen Anstieg des intrakraniellen Druckes. Der Druckausgleich kann jetzt nur noch durch Massenverschiebung in Richtung Tentoriumschlitz bzw. Foramen magnum erfolgen. Dies führt zur Kompression und schließlich irreversiblen Schädigung wichtiger vegetativer Hirnstammzentren.

Die geschilderten Zusammenhänge lassen sich schematisch in der sogenannten *Druck-Volumen-Kurve* darstellen (Abb. 11).
Ein weiterer wesentlicher Faktor ist die *Verringerung* des *effektiven cerebralen Perfusionsdruckes* durch steigenden intrakraniellen Druck

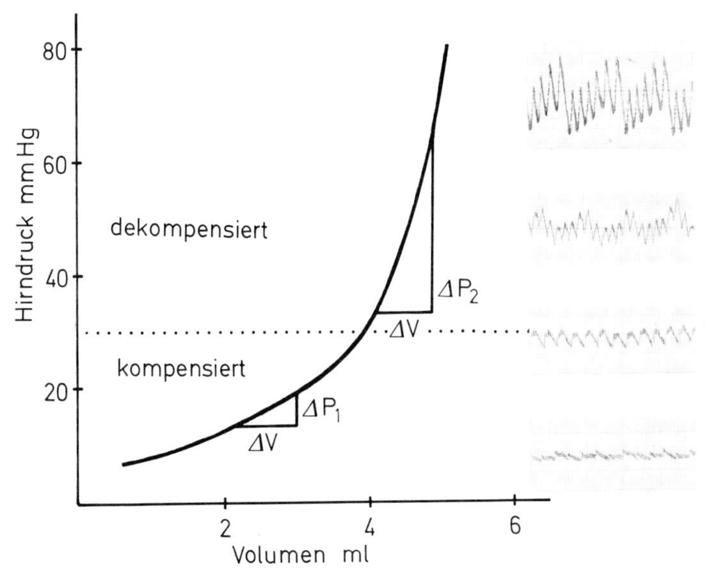

Abb. 11. Druck-Volumen Kurve. Diese Darstellung gibt die Beziehung zwischen intrakraniellen Volumenänderungen und Hirndruck wieder. Eine definierte Volumenzunahme (ΔV) bewirkt bei niedrigem Hirndruck nur eine geringe Erhöhung des intrakraniellen Druckes (ΔP_1). Im hohen Hirndruckbereich kann ein Ausgleich über die cerebralen Reserveräume nur noch im beschränkten Umfang erfolgen. Gleiche Volumenzunahmen (ΔV) führen jetzt zu starken Hirndruckerhöhungen (ΔP_2). Diese Reaktion spiegelt sich in der Amplitude der Hirnpulsation wider. Mit zunehmender Erschöpfung der cerebralen Reserveräume nehmen die Amplituden zu. Die typische Gehirnpulsation verschwindet. Es können jetzt nur noch steile, sägezahnartige Wellen hoher Amplituden registriert werden

(Kap. F). Die nachfolgende lokale oder generalisierte cerebrale Durchblutungsabnahme führt zur progredienten Acidose der Hirnzellen. Vermehrt anfallende saure Stoffwechselprodukte (Lactat, CO_2) bewirken eine cerebrale Vasodilatation, die den intrakraniellen Druck sprunghaft weiter steigen läßt. Der rasche Anstieg des Hirndruckes von einem erhöhten Druckniveau auf extrem hohe Werte wird in der Literatur allgemein als *Plateau-Wellen* oder A-Wellen bezeichnet. Charakteristisch, aber nicht obligat, ist der spontane Abfall innerhalb stark differenzierter Zeitdauer (Minuten bis Stunden). Übersteigt der intrakranielle Druck für längere Zeit den Blutdruck, kommt die Hirndurchblutung völlig zum Erliegen. Schematisch lassens sich die klinischen Zeichen des steigenden Hirndruckes folgendermaßen darstellen:

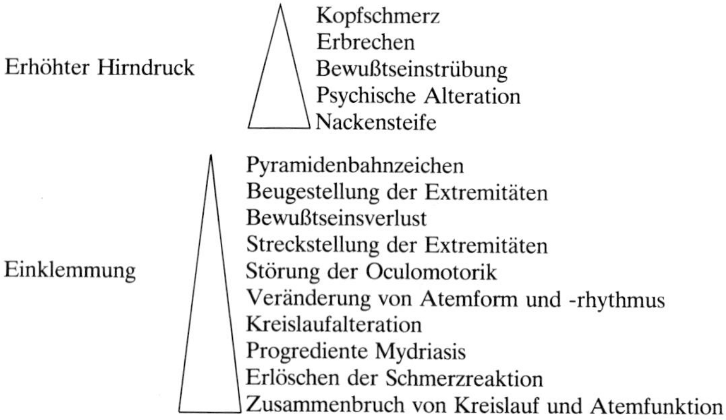

Erhöhter Hirndruck

Kopfschmerz
Erbrechen
Bewußtseinstrübung
Psychische Alteration
Nackensteife

Einklemmung

Pyramidenbahnzeichen
Beugestellung der Extremitäten
Bewußtseinsverlust
Streckstellung der Extremitäten
Störung der Oculomotorik
Veränderung von Atemform und -rhythmus
Kreislaufalteration
Progrediente Mydriasis
Erlöschen der Schmerzreaktion
Zusammenbruch von Kreislauf und Atemfunktion

Bei Patienten mit akut oder chronisch erhöhtem intrakraniellen Druck als Folge einer *expandierenden intrakraniellen Raumforderung* spricht das Auftreten der geschilderten Symptome in der Regel für eine zunehmende Kompression des Hirnstammes.
Schwieriger ist die Situation nach *akuten Hirnfunktionsstörungen.* Hier kann klinisch nicht eindeutig unterschieden werden, ob diese Zeichen Ausdruck steigenden intrakraniellen Druckes mit sekundärer Hirnstammkompression sind oder dem akuten Mittel- bzw. Bulbärhirnsyndrom bei primärer Hirnstammschädigung entsprechen (Kap. A).

Dies konnte durch größere Untersuchungsserien mit gleichzeitiger Messung des intrakraniellen Druckes nachgewiesen werden. Eine *Verschlechterung der Reaktionslage* bzw. Auftreten von Zeichen der zunehmenden *Hirnstammdysfunktion* waren nach Ausschluß einer intrakraniellen Raumforderung in gleicher Häufigkeit während Phasen normalen bzw. stark erhöhten Hirndruckes zu beobachten (Tabelle 15).

Tabelle 15. Klinischer Befund – intrakranieller Druck. Bei bewußtlosen Patienten ist auf Grund der klinischen Symptome ein Rückschluß auf die Höhe des intrakraniellen Druckes nicht mit Sicherheit möglich (n = 150). (Eigene Untersuchungen bei Patienten nach Schädel-Hirntrauma und cerebralen Durchblutungsstörungen)

	Normaler Hirndruck <20 mm Hg (%)	Erhöhter Hirndruck >25 mm Hg (%)
Verschlechterung der Reaktionslage	48	52
Hyperthermien	45	55
Streckmechanismen	54	46
Bradykardien	57	43
Atemstörungen	48	52
Pupillenstörungen	54	40

Der oft beschriebene *Druckpuls* mit Bradykardien unter 50/min ist ebenso wie hypertensive Blutdruckkrisen im Sinne des Cushing-Reflexes oder andere vegetative Entgleisungen nicht beweisend für pathologisch erhöhten intrakraniellen Druck (Abb. 12).

Ähnliches gilt für das Auftreten einer *Stauungspapille.* Der positive Nachweis ist als zuverlässiges Kriterium für chronisch erhöhten intrakraniellen Druck anzusehen. Akute intrakranielle Druckerhöhungen hingegen führen in den ersten 8–10 Tagen nach dem Ereignis normalerweise nicht zu Stauungszeichen am Augenhintergrund.

Eine *eindeutige Differentialdiagnose von direkter bzw. sekundärer Hirnstammkompression* und damit die Einleitung der entsprechenden Therapie ist somit nur durch Messung des intrakraniellen Druckes möglich.

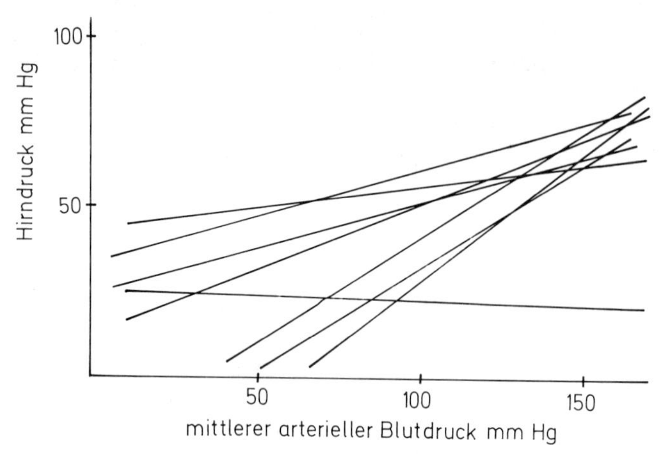

Abb. 12. Zusammenhang zwischen intrakraniellem Druck und Blutdruck. Bei den meisten Patienten fand sich eine positive Beziehung zwische Blutdruck- und Hirndruckänderung. Im Einzelfall variierte dieses Verhältnis jedoch stark, so daß Rückschlüsse zwischen beiden Werten nicht möglich sind

II. Meßmethoden

Die Bestimmung des intrakraniellen Druckes ist augenblicklich nur mit *invasiven Methoden* möglich. In die Messung geht der Gesamtdruck ein, d. h. die Summe aus Ödem und Blutvolumen bedingter Massenzunahme. Im Einzelfall kann nicht unterschieden werden, welcher von beiden Faktoren überwiegt.

> Deswegen spricht z. B. ein Computertomogramm mit fehlendem oder nur geringem Ödemnachweis nicht gegen erhöhten intrakraniellen Druck. Ferner lassen sich keine sicheren Rückschlüsse aus dem computertomographisch nachgewiesenen Ausmaß des Hirnödems auf die Höhe des Hirndruckes ziehen.

Zwei verschiedene Meßverfahren haben sich als *Standardmethoden* zur Überwachung des Hirndruckes durchgesetzt:

- Die Bestimmung des Liquordruckes im Sinne einer hydrostatischen Messung.
- Messung im epiduralen Raum mit der Registrierung des Druckes der Hirnoberfläche gegen die Tabula interna.

1. Liquordruckmessung

Der Liquordruck kann beim Menschen an verschiedenen Stellen bestimmt werden:

- Durch Anlage eines Bohrloches über einen Katheter zentral im Ventrikel.
- Nach Punktion im Suboccipital- oder Lumbalbereich.

Für Patienten nach akuten Hirnfunktionsstörungen mit unklaren cerebralen Druckverhältnissen kommt aus Sicherheitsgründen überwiegend die Messung im Seitenventrikel in Frage. Zwei Gründe sprechen gegen die Applikation im Lumbalbereich: Wie Vergleichsmessungen gezeigt haben, dissoziieren nach Erschöpfung der cerebralen Reserveräume die zentral und spinal genommenen Werte. Die spinalen Messungen sind dann nicht mehr repräsentativ für den intrakraniellen Bereich.
Bei *erhöhtem intrakraniellen Druck* besteht vielmehr die große Gefahr, durch die Punktion eine Einklemmung des Hirnstammes zu provozieren.

Vorgehen bei der *intraventrikulären* Methode:

- Anlage eines frontalen Bohrloches
- Eröffnung der Dura
- Punktion des Seitenventrikels
- Einlage eines Silikonschlauches
- Verbinden des Katheters mit einem externen Druckwandler.

Bei einiger Übung und normal weiten Ventrikeln hat sich dieses Verfahren in zahlreichen Kliniken bewährt. Voraussetzung ist *strengste Asepsis* während der Liegezeit des Katheters (Abb. 13).
Nach akuten Hirnfunktionsstörungen ist die Einlage des Ventrikelkatheters wegen der allgemeinen Hirnschwellung oft schwierig. Neben der erhöhten Infektionsgefahr bei eröffneten Liquorräumen

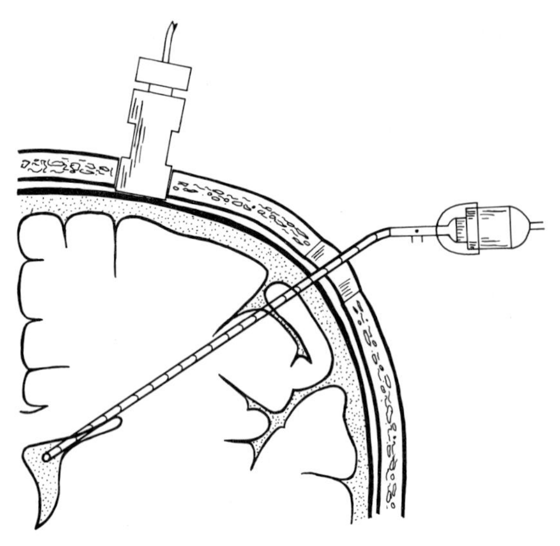

Abb. 13. Epidurale bzw. Ventrikel-Druckmessung

können Fehlmessungen entstehen durch Verlegen der Ventrikel, korpuskuläre Beimengungen des Liquors (Blut, Gewebe) mit Verstopfen der dünnen Silikonschläuche sowie Abknicken des externen Drainageteils bei unruhigen Patienten. Vorteil des Verfahrens ist die Möglichkeit zur Abnahme von Liquor zu therapeutischen oder diagnostischen Zwecken.

Lumbale Druckmessungen

Trotz des geschilderten Bedenken, wird man in ausgewählten Fällen die *Indikation zur Liquordruckmessung* im Lumbalbereich stellen. Diese wird besonders hilfreich sein, wenn zwar eine deutliche Einschränkung der Bewußtseinslage zu beobachten ist, aber die übrigen Symptome der Hirnstammdysfunktion fehlen. Bei einer solchen Ausgangslage wird die zentrale Druckmessung wegen des damit verbundenen Aufwandes häufig nur zögernd eingesetzt werden.
Die lumbale Druckmessung kann hier wichtige Daten liefern und u. U. die weiteren Entscheidungsschritte erleichtern. Für eine Mes-

sung im *Suboccipitalbereich* gibt es nur wenige Indikationen, da bei freier Passage im Spinalkanal die lumbal und suboccipital gewonnenen Werte identisch sind.

Als wichtigste Vorbedingung zur Einlage eines lumbalen Katheters hat zu gelten, daß ein intrakranieller raumfordernder Prozeß mit Sicherheit ausgeschlossen sein muß. Das Vorliegen einer *Stauungspapille* bedeutet eine absolute Kontraindikation. Nützlich ist ferner der Nachweis einer nur gering ausgeprägten Massenverschiebung der Mittelstrukturen im *Computertomogramm.*

Technische Durchführung der lumbalen Druckmessung:

Die Applikation kann prinzipiell auf der Intensivstation erfolgen, wobei *steriles Arbeiten* oberstes Gebot ist.

Vor der Punktion ist die Gabe von 150–200 ml 20% Mannitlösung empfehlenswert.

Als Besteck hat sich in unserer Klinik das Peridural-Anästhesie-Set der Fa. Ygon bewährt. Nach Desinfektion und sterilem Abdecken des unteren Lumbalbereiches wird der Katheter durch die vorn abgerundete Nadel etwa 10–12 cm intraspinal vorgeschoben. Der Anschluß an das Meßsystem erfolgt in Analogie zur blutigen Blutdruckmessung. Sämtliche Zusatzteile – einschließlich des Druckmessers – müssen ebenfalls sterilisiert werden.

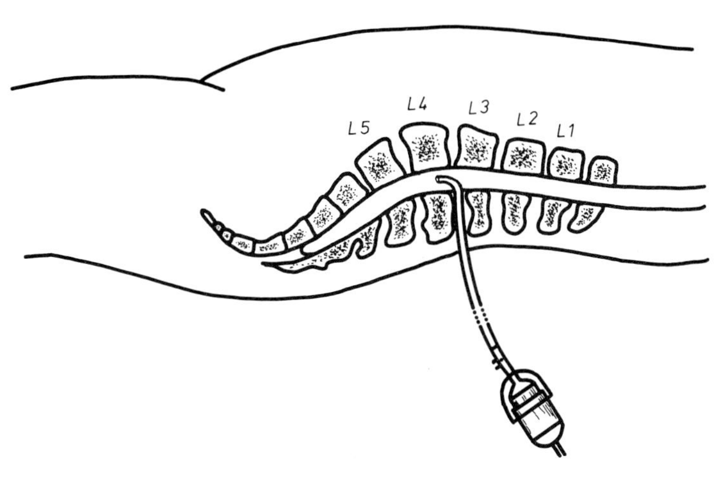

Abb. 14. Lumbale Liquordruckmessung

Bei den zu erwartenden relativ niedrigen Druckwerten sollte der *Druck der Spülflüssigkeit* 60–70 mm Hg nicht übersteigen. Ein Reduzierventil ist notwendig.
Der Spülflüssigkeit (Ringer-Lösung) wird pro 100 ml ca. 80 mg Gentamycin zugesetzt. Hierbei werden im Meßsystem therapeutische Konzentrationen erreicht. Wegen der niedrigen Tropfenzahl bleibt die systemische Wirkdosis jedoch weit unterschritten (Abb. 14).

2. Epidurale Methoden

Aus Gründen der einfachen und sicheren Durchführung hat sich nach akuten Hirnfunktionsstörungen die Messung im epiduralen Raum bewährt.

Hierbei wird nach Anlage eines frontalen Bohrloches ein Miniaturdruckwandler direkt entweder zwischen Knochen und Dura oder im Borloch selbst implantiert.
(Ausführliche Beschreibung durch Fa. Hellige, Freiburg.)
Diese Art der Messung ist möglich geworden, nachdem Vergleichsmessungen gezeigt haben, daß unter bestimmten Bedingungen die epiduralen Werte repräsentativ für den Schädelinnendruck sind.

Voraussetzungen sind:

- Genau definierte Eindringtiefe des Druckmessers
- Ableiten der Schwerkräfte der Dura
- Vollständiger Kontakt des Druckmessers mit der Dura
- Möglichkeit der Nullpunktkontrolle in vivo.

Nach anfänglichen technischen Schwierigkeiten wurden diese Forderungen durch ein neu entwickeltes System erfüllt. Hierbei wird ein *handelsüblicher Miniatur-Blutdruckaufnehmer* mit einer Hülse im Bohrloch fixiert. Die Eindringtiefe wird durch eine *Einschraublehre* genau festgelegt. Als *Bezugspunkt* dient die Knocheninnenkante (Tabula interna).
(Die Meßvorrichtung ist in Abb. 13 dargestellt.)
Das Verfahren ist denkbar einfach und kann von jedem geübten Operateur durchgeführt werden.

Hauptvorteile sind:

- Minimale Gefährdung des Patienten
- Nacheichung in vivo möglich
- Der Druckwandler wird erst auf der Intensivstation eingelegt
- Auswechseln des Druckwandlers bei technischen Defekten
- Die Verwendung eines handelsüblichen Druckaufnehmers gewährleistet entscheidende technische und kostenmäßige Vorteile.

Eigene Erfahrungen bei 300 Patienten mit Laufzeiten bis zu vier Wochen ohne nennenswerte Komplikation sowie positive Erfahrungsberichte verschiedener Zentren bestätigen die Zuverlässigkeit der Methode (Abb. 15).

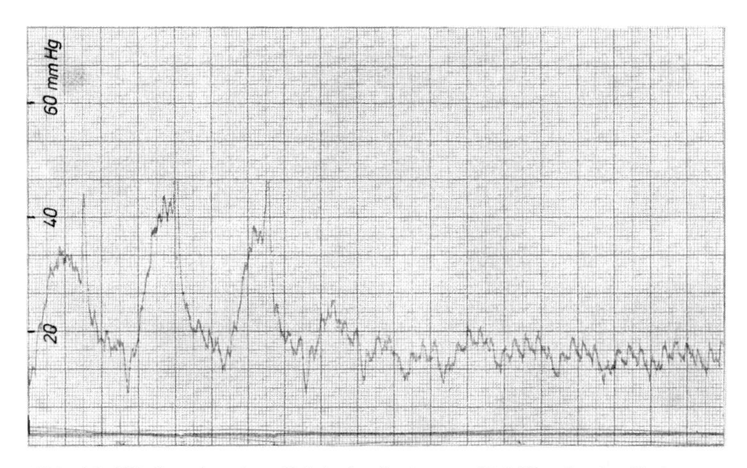

Abb. 15. Wiedergabe einer Originalregistrierung. Bei Unruhe des Patienten kommt es zu starken Druckspitzen, die durch Sedierung schnell normalisiert werden (epidurale Messung)

III. Häufigkeit und Verlauf der Hirnschwellung

In den wenigen vorhandenen Veröffentlichungen schwanken die Angaben über das Ausmaß, die Häufigkeit und den Verlauf der akuten Hirnschwellung beträchtlich.

Wie eigene Untersuchungen an über 300 Patienten zeigten, weisen z. B. etwa 75% aller Schädel-Hirnverletzten ohne entsprechende Basismedikation innerhalb der *ersten zwei Wochen nach Trauma mindestens einmal pathologische Hirndruckwerte auf. Bei anderen Grundleiden ergaben sich ähnliche Zahlen.*

> Entgegen den bisher vorherrschenden Meinungen, daß ein Maximum der Hirnschwellung zwischen 24–36 Stunden nach dem Ereignis zu beobachten ist, variierte dieser Gipfel im eigenen Material, sowohl bei Patienten mit cerebralen Durchblutungsstörungen als auch nach Hirnverletzungen, zwischen 1 bis zu 11 Tagen.

Bei überlebenden Patienten traten, nach Ausschluß einer intrakraniellen Raumforderung und effektiver Schockbekämpfung mit freien Atemwegen, innerhalb der *ersten 6–8 Stunden nach dem Ereignis*

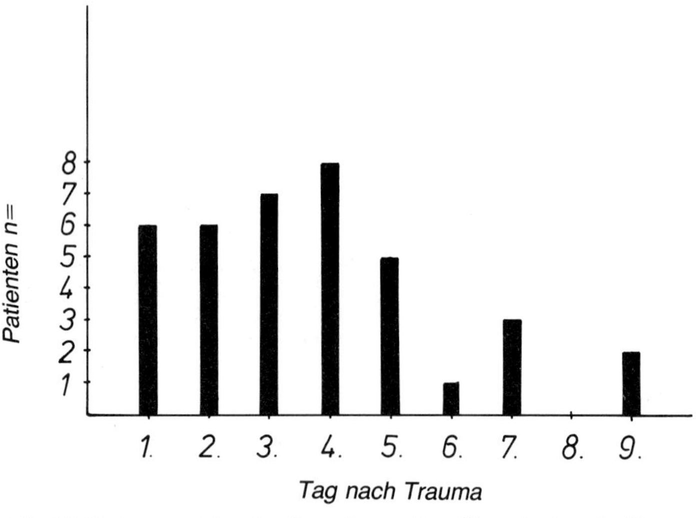

Abb. 16. Beginn der Hirnschwellung (erstmaliges Überschreiten der 50 mm Hg-Marke) bei Patienten mit schwerem Schädel-Hirntrauma. Dieser variierte zwischen 1 und 9 Tagen nach Trauma. Bei Patienten mit cerebralen Durchblutungsstörungen zeigten lumbale Druckmessungen ein ähnliches Verhalten (eigene Untersuchungen)

keine nennenswert erhöhten Hirndrücke auf. Ausgeprägte intrakranielle Druckerhöhungen mit Werten über 80 mm Hg direkt nach dem Ereignis sprachen für eine ausgedehnte bzw. diffuse Hirnschädigung. Zeigte sich nach Durchführung der gezielten Schocktherapie mit Intubation, Beatmung, Kreislaufstabilisierung und hoher Corticoidgabe keine Tendenz zur Normalisierung, war die Prognose in diesen Fällen ausnahmslos infaust.

Andererseits wurden einige Patienten beobachtet, die primär weite, lichtstarre Pupillen ohne intrakranielle Druckerhöhung aufwiesen (Abb. 16).

Ebenso variabel erwies sich die *Dauer der akuten Hirnschwellung.* Bei verschiedenen Krankheitsbildern wurden erhöhte Werte zwischen wenigen Stunden bis zu zwei Wochen registriert. Diese Ergebnisse sind inzwischen durch computertomographische Verlaufskontrollen gestützt (Abb. 17).

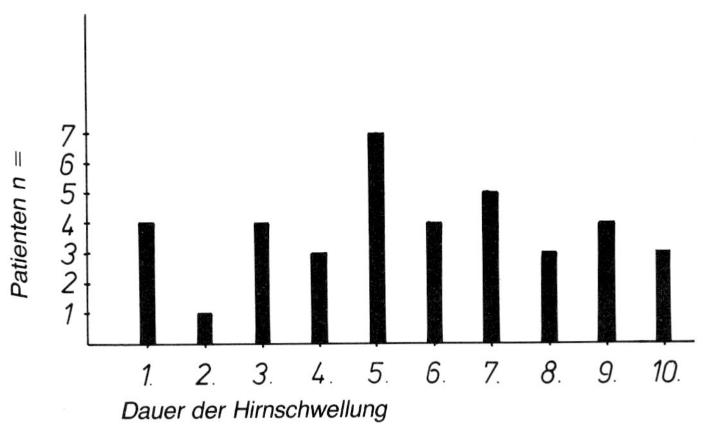

Abb. 17. Dauer der Hirnschwellung. Bei Schädel-Hirnverletzten konnten erhöhte Hirndrücke bis 14 Tage nach dem Trauma beobachtet werden. Nach cerebraler Ischämie betrug die Zeitdauer der Hirnschwellung zwischen 10 und 21 Tagen (eigene Untersuchungen)

IV. Indikation zur Hirndruckmessung

Es ist verständlich, daß bei den beschriebenen wechselhaften Verläufen der Hirnschwellung die Überwachung des intrakraniellen Druckes nach akuter Hirnschädigung außerordentlich wichtig ist.
Da die modernen Applikationsmethoden für den Patienten nahezu risikolos sind, kann die Indikationsstellung breit gefaßt werden. Die Implantation sollte möglichst innerhalb der ersten 12 Stunden nach dem Ereignis erfolgen, um eine lückenlose Überwachung zu gewährleisten.

Grundsätzlich muß natürlich vor Meßbeginn eine intrakranielle Raumforderung ausgeschlossen oder versorgt worden sein.

Die *Indikation* hängt in erster Linie von der Art und dem Ausmaß der Hirnschädigung ab.
Absolut notwendig ist die intrakranielle Druckmessung *nach Schädel-Hirnverletzungen* bei folgenden Befunden:
- Schwere gedeckte Traumen, auch ohne intrakranielle Raumforderung, d. h. bewußtlose Patienten mit Zeichen der Hirnstammschädigung (Grad III–V)
- Bewußtlose Kinder, auch bei fehlender Hirnstammsymptomatik
- Nach Ausräumen subduraler und intracerebraler Hämatome
- Rasche Bewußtseinstrübung ohne intrakranielle Raumforderung.

Als relative Indikationen gelten im traumatischen Krankengut:
- Epidurale Blutungen
- Offene Hirnverletzungen
- Ausgedehnte Impressionsfrakturen
- Zentrale Eingriffe.

Als weitere Indikation sind, unabhängig vom Grundleiden, *bewußtlose Patienten mit Zeichen der direkten Hirnstammalteration anzusehen.* Infolge der gestörten zentralen Regulation kann der intrakranielle Druck oft so rasch und massiv ansteigen, daß das Auftreten klinischer Zeichen (Mydriasis, RR-Abfall) meistens schon einen irreversiblen Schaden bedeutet.
Ausgeprägte Hirnschwellungen sind auch nach *Operation größerer Meningeome bzw. Metastasen oder spontaner intracerebraler Häma-*

tome, bei Verschluß großer Gefäße oder Encephalitiden zu erwarten. Selbst wenn primär nur leichte Grade der Bewußtseinsstörung bestehen, sollte in diesen Fällen die Einlage einer Drucksonde erwogen werden.

Nur in *Ausnahmefällen* wird die intrakranielle Druckmessung bei folgenden Krankheitsbildern notwendig sein:

- Bakterielle Meningitiden
- Cerebrale Hypoxie (z. B. Reanimation)
- Subarachnoidalblutungen
- Cerebrale Durchblutungsstörungen ohne schwerwiegende Beeinträchtigung der Bewußtseinslage
- Intoxikationen
- Status epilepticus.

Kinder mit akuten Hirnfunktionsstörungen sind besonders gefährdet. Hier verläuft die Entwicklung der Hirnschwellung, wohl infolge der geringen cerebralen Reserveräume, wesentlich akuter und dramatischer als bei Erwachsenen. Wir konnten des öfteren beobachten, daß ein Kind, welches bei der Aufnahme zwar somnolent aber ansprechbar war, Stunden oder Tage später massive Hirndruckkrisen zeigte (Tabelle 16).
Bei *metabolischen Encephalopatien* liegen augenblicklich keine Erfahrungen über Hirndruckmessungen vor.
Besonders sei noch einmal darauf hingewiesen, daß es in vielen Fällen durch *lumbale Liquordruckmessung* möglich ist, die Richtung des weiteren Vorgehens festzulegen. Die auf Seite 59 besprochenen *Vorsichtsmaßnahmen* müssen jedoch unbedingt beachtet werden, um den Patienten nicht zu gefährden.

V. Grenzwerte des erhöhten intrakraniellen Druckes

Für die Überwachung und Therapie sind zwei Faktoren entscheidend:
① Die absolute Höhe des intrakraniellen Druckes.
② Die Relation zwischen Blutdruck und Hirndruck.

Tabelle 16. Indikation zur Hirndruckmessung

Absolut	Relativ
• Bewußtlose Patienten mit Zeichen der Hirnstammdysfunktion, unabhängig vom Grundleiden • Rasche Verschlechterung der Bewußtseinslage • Nach Ausräumung subduraler bzw. intracerebraler Hämatome (spontan bzw. traumatisch) • Bewußtlose Kinder Normalerweise keine Indikation: Bakterielle Meningitiden Metabolische Entgleisungen Subarachnoidalblutungen Status epilepticus	• Patienten mit eingeschränkter Bewußtseinslage nach: Traumen Hypoxie Encephalitiden zentralen Eingriffen

Es ist schwierig, eine obere, noch zulässige Grenze für den intrakraniellen Druck anzugeben. Dies hängt von einer Reihe Faktoren ab, z. B. von der Kapazität der cerebralen Reserveräume (Hirnatrophie) und dem Ausmaß der primären Hirnstammschädigung.

Es lassen sich jedoch vier Hirndruckbereiche unterscheiden:

0–15 mm Hg	normal
15–30 mm Hg	erhöht
30–50 mm Hg	stark erhöht
über 50 mm Hg	pathologischer Bereich.

Diese Hirndruckerhöhungen dürfen natürlich nicht verwechselt werden mit *kurzzeitigen Druckspitzen,* wie sie z. B. beim Absaugen, Husten, Pressen und teilweise auch beim Krampfanfall vorkommen (Abb. 18).
Von einem echten Anstieg des intrakraniellen Druckes darf erst gesprochen werden, wenn über längere Zeit ein bestimmter Wert überschritten ist und keine Tendenz zur Normalisierung besteht.

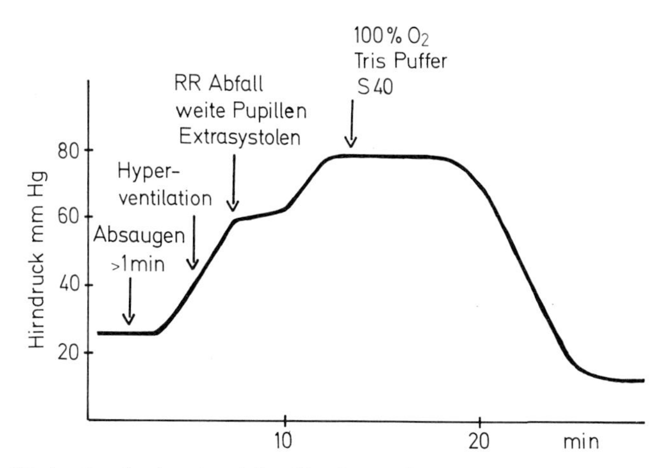

Abb. 18. Anstieg des intrakraniellen Druckes nach unsachgemäßem Absaugen. Bei initial leicht erhöhtem Hirndruck (25 mm Hg) führt prolongiertes Absaugen zu abrupter Zunahme des Hirndruckes. Trotz sofortiger Hyperventilation kommt es zu einer Hirnstammeinklemmung (Streckkrämpfe, weite Pupillen). Der erhöhte Druck kann erst nach längerer Zeit durch Kombination von Hyperosmolaren Lösungen und Tris-Puffern gesenkt werden

Im eigenen Material waren bei mehreren Patienten Hirndruckerhöhungen über 50 mm Hg mit ausgeprägten vegetativen Symptomen verbunden: Störung des Herzrhythmus, der Atmung und des Kreislaufes. Zusätzlich konnte eine reversible Mydriasis beobachtet werden.

Längere Anstiege des intrakraniellen Druckes über 80 mm Hg führten zu deutlichen *Zeichen der Einklemmung des Hirnstammes* mit zunehmender Mydriasis, Blutdruckabfällen sowie Apnoe. Überschritt der Schädelinnendruck die 100 mm Hg-Marke, kam es in der Regel zu unbeeinflußbarem Kreislaufversagen sowie Erlöschen der Schmerzreaktion mit Areflexie. Dieser Zustand wurde in keinem Fall überlebt.

Auf Grund dieser Beobachtung ist zu folgern, daß Patienten mit einem *Schädelinnendruck unter 30 mm Hg* im sicheren Bereich in bezug auf die drohende Hirnstammeinklemmung liegen. Die 50 mm Hg-Marke ist als äußerster Grenzwert anzusehen.

Ein weiterer wesentlicher Faktor ist die Differenz zwischen mittlerem arteriellen Blutdruck und Hirndruck, der *cerebrale Perfusionsdruck.* Dieser sollte über 50 mm Hg liegen, um den Patienten nicht in die Gefahr der cerebralen Ischämie zu bringen (Kap. F.) (Tabelle 17).

Tabelle 17. Verringerung des cerebralen Perfusionsdruckes

I	II
Hirndruck – normal Blutdruck – fallend	Hirndruck – steigend Blutdruck – normal

VI. Therapie und Prophylaxe der Hirnschwellung

Ziel der therapeutischen Bemühungen ist es, pathologische Hirndruckanstiege zu verhindern oder stark erhöhten intrakraniellen Druck schnell und zuverlässig zur Norm zu senken. Hierzu müssen verschiedene Maßnahmen ergänzend angewandt werden:
- Mechanisch – im wesentlichen prophylaktisch
- Medikamentös – prophylaktisch und therapeutisch
- Operativ – hauptsächlich therapeutisch.

1. Mechanische Maßnahmen

Diese haben im wesentlichen das Ziel, einen *freien venösen Abfluß* vom Gehirn zu gewährleisten. Hierdurch wird das cerebrale Blutvolumen vermindert und damit der intrakranielle Druck reduziert. Zum anderen fördert der erniedrigte hydrostatische Druck auf der capillar-venösen Seite die Wasserrückresorption in die Gefäße und verringert damit die Hirnschwellungsneigung.
Voraussetzungen sind intakte Kreislauf- und kardiale Verhältnisse, freie Atemwege und ungestörte, ausreichende Thoraxexkursion.

Das bedeutet, daß durch eine effektive Schockbekämpfung, Normalisierung des Blutdruckes und des Herzrhythmus (frühzeitig β-Blocker bzw. Anti-Arrhythmika) schon eine wirkungsvolle Hirnschwellungsprophylaxe eingeleitet ist.

Jede Behinderung der Atemwege, Husten oder Pressen führt zwangsläufig über eine Störung des venösen Abflusses zu einer *retrograden cerebralen Volumenzunahme* und damit zur Erhöhung des intrakraniellen Druckes.
Durch *Freihalten der Atemwege* und *frühzeitige Intubation* kann man bei einer Reihe von Patienten den intrakraniellen Druck deutlich senken. Neben den rein mechanischen Faktoren spielt sicher das verbesserte O_2-Angebot eine wichtige Rolle.
Der Übergang zur *assistierten Beatmung* mit Normoventilation ($pCO_2 \sim 40$–45 Torr) läßt den Hirndruck noch weiter absinken. Kurzfristig bringt eine *mäßige Hyperventilation* mit CO_2-Werten um 35 Torr eine Verbesserung der Situation (Abb. 19). Die cerebrale

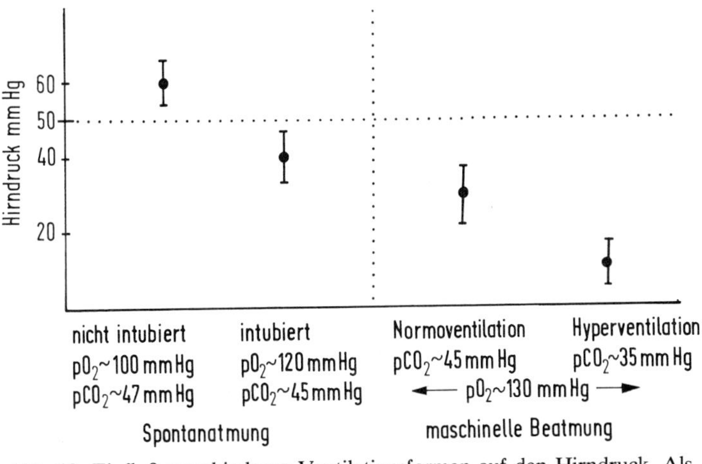

Abb. 19. Einfluß verschiedener Ventilationsformen auf den Hirndruck. Als günstigste Methode erweist sich die kontinuierliche Beatmung mit leichter Hyperventilation. Diese Darstellung unterstreicht noch einmal die Wichtigkeit der frühzeitigen Intubation und Beatmung nach akuten Hirnfunktionsstörungen

Hypokapnie führt zu einer Verminderung des cerebralen Blutvolumens in gesunden Gebieten, während geschädigte Areale im Sinne des Inverse-Steal-Syndroms besser durchblutet werden.

> Der Wert von 35 Torr sollte auf keinen Fall unterschritten werden, um den Patienten nicht in die Gefahr einer lokalen cerebralen Ischämie zu bringen.

Die *längerdauernde Hyperventilation* bei Patienten mit akuten Hirnfunktionsstörungen ist heute aus zwei Gründen verlassen: Einmal sind die resultierenden metabolischen Veränderungen oft nur schwer therapierbar, zum anderen läßt die Wirkung der prolongierten Hypokapnie auf die Hirngefäße bald nach, so daß in manchen Fällen unkontrollierte cerebrale Hypervolämie beobachtet wurde.
Wichtig ist, daß der Patient nicht hustet oder preßt, sondern den Tubus gut toleriert. Durchgängigkeit des Tubus sowie freie, symmetrische Belüftung der Lunge ist hierfür eine Grundvoraussetzung.

> Störungen von seiten der Atmung sind eine wesentliche Ursache längerdauernder Hirndruckanstiege, die sogar den Einsatz von Diuretika notwendig machen können.

Läßt sich eine einwandfreie Beatmung allein durch mechanische Maßnahmen nicht erreichen, sollten sedierende oder relaxierende Medikamente eingesetzt werden. Die Auswahl und Dosierung ist individuell verschieden, so daß die Zufuhr am günstigsten der Wirkung angepaßt wird (Kap. N.).
Wichtig ist auch, daß alle *Absaugmanöver* möglichst kurz gehalten werden. Bei primär hirnstammgeschädigten Patienten können durch längeres unsachgemäßes Absaugen durchaus starke Hirndruckanstiege mit der Ausbildung von Plateau-Wellen provoziert werden (Abb. 20).
Eine Steigerung des intrakraniellen Druckes ist auch während Unruhezuständen, Streckmechanismen oder generalisierten Krampfanfällen zu beobachten.
Aus diesen Gründen sollten die Patienten in den ersten Tagen nach dem Ereignis möglichst ruhig liegen gelassen werden. Oft ist es für den Patienten günstiger, einige Tage auf das Betten o. ä. zu verzichten,

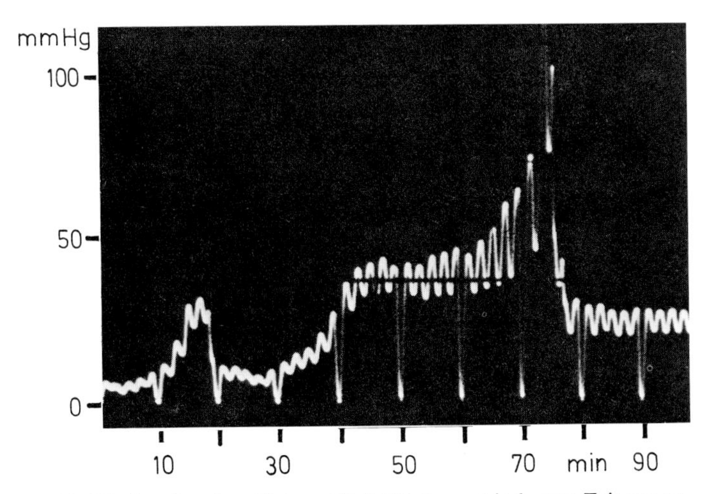

Abb. 20. Wiedergabe einer Plateau-Welle: Es kommt in kurzer Zeit zur extremen Steigerung des intrakraniellen Druckes

als mit diesen Manipulationen Unruhezustände oder Streckkrämpfe mit nachfolgenden intrakraniellen Druckerhöhungen auszulösen (Abb. 21).
Die Zufuhr von kurzwirkenden Barbituraten (Trapanal) hilft solche Störungen bei notwendigen Manipulationen am Patienten zu unterbinden.
Einen nicht unwesentlichen Einfluß auf den intrakraniellen Druck hat ferner die *Lagerung des Patienten.* Am günstigsten ist die Rükkenlage mit leicht erhöhtem Oberkörper und gerade liegendem Kopf. Abkippen des Kopfes zur Seite, Kopftieflage oder Seitenlage des Patienten wirken hirndrucksteigernd.

Somit ergeben sich folgende *Schlußfolgerungen für die Behandlung,* um intrakraniellen Druckspitzen vorzubeugen:
- Vermeidung motorischer Unruhen (Sedieren bzw. Relaxieren)
- Kupieren von Streckmechanismen bzw. generalisierten Krämpfen
- Hochlagerung des Oberkörpers
- Rückenlage des Patienten mit geradeliegendem Kopf
- Freie Atemwege
- Frühzeitige Intubation

- Kurzzeitiges Absaugen (evtl. kurzwirkende Barbiturate)
- Kontinuierliche Beatmung
- Atmung synchron zum Respirator
- Hyperventilation (mit Einschränkung) (s. S. 70).

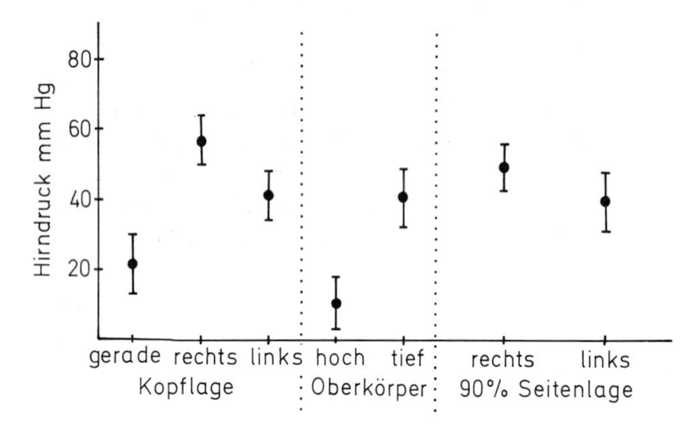

Abb. 21. Einfluß der Lagerung auf den Hirndruck. Während der Frühphase ist die Rückenlage mit geradeliegendem Kopf und erhöhtem Oberkörper als optimal anzusehen

2. Medikamentöse Therapie

Zu dieser Gruppe sind alle Therapeutika zu rechnen, die eine *normale Bluthomöostase und -viscosität* bewirken.
Hierzu gehören:

- Ausgleich und Korrektur von Elektrolytstörungen.
  Physiologische Elektrolytwerte sind Voraussetzung für eine normale Zellfunktion durch Aufrechterhaltung der Na-K-Pumpe und bilden gleichzeitig die Grundlage einer ausreichenden Bluthomöostase. Die weitverbreitete Auffassung, daß durch Beschränkung der Na-Zufuhr eine Prophylaxe der Hirnschwellung möglich ist, hat sich als nicht haltbar erwiesen (Kap. D.).
- Korrektur des Säure-Basen-Haushaltes.
  Es kann davon ausgegangen werden, daß lokal in den geschädigten Hirnarealen – als Folge der gestörten Durchblutung – vermehrt

saure Valenzen anfallen. Deswegen ist trotz normaler Blutgaswerte die Gabe von Tris-Puffern (Sterofundin-Tris) als prophylaktische Maßnahme innerhalb der ersten 3–5 Tage nach dem Ereignis intrathecal oder systemisch zu erwägen (2,5 ml/kg KG/4 Std).

- Substitution von Albumin oder Blut zur Aufrechterhaltung des kolloidosmotischen intravasalen Druckes (nur bei Blutverlusten oder Albuminmangel).
- Normalisierung der Blutviscosität durch Infusion ausreichender Mengen freien Wassers – evtl. Zufuhr kolloidaler Lösungen.

Die letzte Maßnahme ist sicher umstritten. Es liegen bis jetzt keine eindeutigen Ergebnisse vor, die eine positive Wirkung kolloidaler Lösungen auf das Hirnödem nachweisen. Bei älteren, bzw. kardial vorgeschädigten Patienten kann die empfohlene Dosierung von *500–1000 ml kolloidaler Lösung in 24 Stunden durchaus negative Auswirkungen haben,* da die resultierende intravasale Hypervolämie zu einer erheblichen kardialen Belastung führt.
Als Dosierung wären demnach maximal 2 × 250 ml in 24 Stunden zu empfehlen.

Ein Aderlaß scheint nur bei extremer Hypertonie und Polyglobulie indiziert (Verlust von Serumprotein und Hämoglobin).

Durch *Beschränkung der Flüssigkeitszufuhr* unter die Erforderniswerte (Kap. H) ist eine Prophylaxe der Hirnschwellung nicht möglich. Die nachfolgende Hämokonzentration führt zur Verschlechterung der Kreislaufverhältnisse, besonders in der Endstrombahn. Hierdurch wird neben dem verminderten O_2-Angebot die Ödemneigung gefördert. Auf der anderen Seite ist natürlich eine Überwässerung genau so gefährlich.
Positive Flüssigkeitsbilanzen von mehr als 500 ml (Korrektur der Temperatur vorausgesetzt) können durchaus der Grund für eine zunehmende Hirnschwellung sein.
Einen wesentlichen Punkt nimmt die *Verhinderung einer cerebralen Hypoxidose* durch ausreichende Sauerstoffzufuhr ein.
Hierzu gehören:

- Normale Blutdruckwerte
- Ausreichende kardiale Leistung
- Hämoglobinwerte über 10 mg%

- Frühzeitige Intubation und ununterbrochene O_2-Zufuhr
- Kontinuierliche Beatmung mit erhöhten O_2-Werten (pO_2 arteriell über 100 Torr)
- Sympatolytika, wie Dihydroergotoxin (Hydergin), zur Erweiterung der Endstrombahn und Verbesserung der O_2-Utilisation.

Eine wichtige flankierende Maßnahme ist die *frühzeitge hochcalorische Ernährung* zur Überwindung der extrem katabolen Zustände (Tabelle 18).

Tabelle 18. Prophylaxe der Hirnschwellung

Mechanisch	Medikamentös
• Ungestörter venöser Abfluß durch: ① Freihalten der Atemwege (Güdel-Tubus, Intubation) ② normale Thoraxexkursion ③ Hochlagern des Oberkörpers ④ gerade Kopflage ⑤ evtl. Hyperventilation	• Therapie kardialer Störungen • bilanzierte Infusion (E ~ A) • Bluthomöostase (Elektrolyte und Elektrophorese) • Sauerstoffsättigung (Hb > 10 mg% pO_2 > 100 mm Hg) • Hochdosierte Steroide (frühzeitig nach Tabelle) • Sedieren • Blutdruckkontrolle (RR ~ 70–100 mm Hg) • Calorisch ausreichende Ernährung • Barbiturate • Tris-Puffer

a) Hirndrucksenkende Medikamente

Bei den direkt hirndrucksenkenden Medikamenten muß unterschieden werden zwischen *hyperosmotischen Substanzen,* die einen Druckgradienten zwischen extra- und intravasalem Raum aufbauen. Sekundär wird über das vermehrte Plasmavolumen und Abfiltration über die Nieren eine osmotische Diurese ausgelöst. Die zweite Gruppe umfaßt die an der Niere angreifenden *Saludiuretica.* Diese führen erst nach Verminderung des zirkulierenden Plasmavolumens zu einem Wasserrückstrom aus dem extra- in den intravasalen Raum.

Untersuchungen an einer großen Serie von Patienten unter direkter Kontrolle des intrakraniellen Druckes zeigten, daß Mannit 20% und Sorbit 40% einen sicheren therapeutischen Effekt auf die akute Hirnschwellung hatten.

Die *Wirkung* der 1 g/kg KG Dosis setzte nach etwa 20 Minuten ein (Einlaufgeschwindigkeit 15 min). Die Hirndrucksenkung dauerte im Mittel 3,5 Stunden, allerdings mit einer großen Streuung, zwischen einer halben und 12 Stunden.
Die übrigen untersuchten hyperosmolaren Lösungen (Glycerin 5%–10%–20%, Glucose 20%) zeigten keine ausreichende Wirkung, vor allem bei wiederholter Anwendung.

Ähnliches gilt für die Gabe von Nephrodiuretica. Diese nehmen in der allgemeinen Ödembehandlung einen festen Platz ein. Ihre Wirkung auf den akut erhöhten Hirndruck erwies sich aber als nicht ausreichend, so daß sie für eine rasche Drucksenkung nicht empfohlen werden können.

Die positiven Wirkungen der hyperosmolaren Lösungen bedürfen jeoch in der *Routineanwendung einiger Einschränkungen.* Wie schon angeführt, zeigten sich Beginn und Verlauf der akuten Hirnschwellung so unterschiedlich, daß hieraus keine festen Regeln abzuleiten waren. Ebenso different war die Wirkungsdauer der Osmodiuretica. *Somit scheint der routinemäßige und schematische Einsatz von Diuretica nach akuten Hirnfunktionsstörungen problematisch.* Da in der Akutphase normalerweise noch keine Hirnschwellung besteht, ist die effektive Schockbekämpfung wirkungsvoller als eine ungezielte Entwässerung, die u. U. die schon bestehende Zirkulationsstörung verstärkt.
Zum anderen können intrakranielle Blutungen durch Verringerung des Hirnvolumens enorm vergrößert werden.

Die primäre Bewußtlosigkeit ist normalerweise Folge des erlittenen Hirnschadens oder einer intrakraniellen Raumforderung und nur in den seltensten Fällen durch eine generalisierte Hirnschwellung bedingt.

Somit ist die Gabe von Osmo- oder Saludiuretica in der *Akutphase* normalerweise *kontraindiziert*. Das gilt auch für gemischte kolloidale hyperosmotische Lösungen (Rheomacrodex mit Sorbit).
Im späteren Verlauf ist es nahezu unmöglich, bedingt durch den wechselvollen Hirnschwellungsverlauf und die differente Wirkungsdauer der Diuretika, durch *schematische Anwendung eine effektive Therapie zu betreiben.*
Es besteht hierbei die große Gefahr, diese Medikamente gerade in einer vulnerablen Phase der Hirndurchblutung und des Hirnstoffwechsels zu geben. Dies ist z. B. der Fall, wenn nur leicht erhöhter Hirndruck mit relativ niedrigen Blutdruckwerten einhergeht.
Die einsetzende Diurese senkt in einem solchen Fall den Blutdruck noch mehr und verschlechtert damit die Hirndurchblutung u. U. entscheidend.
Bei ausgeprägten Hirnschwellungen müssen andererseits Osmodiuretika in kurzen Abständen gegeben werden. Die schematische 6- bzw. 12-Stunden-Dosis ist dann weitgehend wirkungslos.

Eine Ausnahme bildet die Kombination von Osmodiuretica mit Steroiden. Nach eigenen Untersuchungen scheint hier ein synergistischer Effekt auf die Hirnschwellung vorzuliegen. Somit ist bei fehlender Druckmessung die Kombination von niedrig dosierten Osmodiuretika (etwa 0,3 g/kg KG in 6 Stunden) mit Steroiden zu empfehlen.

Weitere limitierende Faktoren der hochdosierten hyperosmolaren Therapie sind die *zunehmende Serumosmolarität* und die *massive Diurese.*
Pathologische Serumwerte über 330 mOsmol/l sowie Urinausscheidungen zwischen 5–8 l/Tag setzen in schweren Fällen dieser Behandlungsmethode Grenzen, da dann die medikamentösen Nebenwirkungen die positiven Effekte – in bezug auf die Hirndruckkontrolle – überwiegen.
Im eigenen Material konnte deswegen mit Osmo- bzw. Saludiuretica allein keine eindeutige Senkung der Mortalität verzeichnet werden.

Die Indikation der Osmodiuretica liegt somit in der Behandlung akut erhöhten intrakraniellen Druckes bei Mittel- bzw. Stammhirneinklemmung oder zur Operationsvorbereitung. Die Zufuhr von Sorbit oder Mannit in der Dosierung 1–2 g/kg KG in etwa 15 min ist in dieser Situation lebensrettend.

Die weitere Anwendung von Osmodiuretica gilt der Kupierung von Hirndruckspitzen, die auch unter gezielter Hirnschwellungsprophylaxe zu beobachten sind. Hier ist die intrakranielle Drucküberwachung notwendig, um diese Zustände zu erkennen.
Nach eigener Erfahrung läßt erst die Kombination der effektiven Prophylaxe mit der gezielten Osmotherapie durch direkte intrakranielle Druckmessung eine sinnvolle Behandlung der Hirnschwellung zu.

Als Richtlinien für die Anwendung der Osmodiuretica können folgende Punkte gelten:

- Initialdosis 1–2 g/kg KG
- Erhaltungsdosis 0,3–1 g/kg KG, in Kombination mit Steroiden 0,3 ml/kg KG/6 Std
- Einlaufgeschwindigkeit 15 Minuten
- Elektrolytkontrolle
- Serumosmolarität
- Substitution von ausreichend freiem Wasser
- Blutdruckkontrolle
- Herzfrequenz
- Venendruck.

Die *Substitution einer ausreichenden Menge Flüssigkeit* ist natürlich bei jeder dehydrierenden Therapie wichtig. Allerdings wird es während Phasen starker Hirnschwellung und entsprechendem Einsatz hyperosmolarer Lösungen oft nicht möglich sein, den Wasserverlust zu ersetzen. Solange ausreichende Kreislaufverhältnisse beobachtet werden (normale Blutdrücke, nur leichte Tachykardie), sind auf Grund der eigenen Erfahrungen negative Flüssigkeitsbilanzen bei voller Korrektur der Elektrolyte auch über mehrere Tage durchaus zu tolerieren.

Die *alleinige Gabe von Saludiuretica* kann in der akuten Phase wegen der unsicheren und teilweise verzögerten Wirkung *nicht empfohlen werden.*

Die Indikation von Saludiuretica ist:

- Zusätzlich, bei nicht ausreichender Wirkung der Osmodiuretica (additiver Effekt)
- Behandlung einer allgemeinen Wasserretention zum Ausgleich der positiven Flüssigkeitsbilanzen
- Entwässern bei mäßig erhöhtem intrakraniellen Druck.

In diesen Fällen ist die angegebene Dosis von Furosemid (20 mg i. v. bei Erwachsenen, 10 mg bei Kindern unter 14 J.) normalerweise ausreichend (Tabelle 19).

Tabelle 19. Hirndrucksenkender Effekt der gebräuchlichsten Osmo- bzw. Saludiuretica unter Berücksichtigung von Wirkungseintritt und -dauer. Untersuchung bei Patienten nach Schädel-Hirntrauma. Bei Patienten mit cerebraler Ischämie ergaben sich weitgehend ähnliche Werte

	Eintritt	Dauer	Versager
Mannit 20% n = 64	22 ± 11 min (7–42 min)	3,7 ± 1,2 h (0,5–12 h)	4
Sorbit 40% n = 54	24 ± 13 min (5–45 min)	3,5 ± 1,3 h (0,6–11,2 h)	4
Furosemid 20 mg n = 30	57 ± 12 min (35–105 min)	1,4 ± 0,5 h (0,5–2,2 h)	14
Furosemid Spez. 250 mg, n = 32	48 ± 17 min (30–120 min)	2,1 h (0,5–2,1 h)	12
Glycerin 5%	kein Effekt	Ø	Ø
Glycerin 10%	kein Effekt	Ø	Ø
Glycerin 20% 1. Gabe n = 22	35 ± 16 min (12–52 min)	1,1 ± 0,2 h (0,3–1,5 h)	6
Glycerin 20% 2. Gabe n = 20	40 ± 18 min (20–55 min)	0,8 ± 0,2 h	14
Glucose 20%	kein Effekt	Ø	Ø
Humanalbumin 20%	kein Effekt	Ø	Ø

b) Steroidtherapie

In letzter Zeit ist die hochdosierte Steroidtherapie zur Prophylaxe der Hirnschwellung stark in den Vordergrund getreten (Tabelle 20). Es konnte gezeigt werden, daß durch *Dexamethason in sehr hoher Dosierung* bei Patienten mit *Schädel-Hirnverletzung* die Frequenz der intrakraniellen Druckanstiege, die Gesamtmortalität sowie eine Reihe von Sekundärkomplikationen signifikant gesenkt werden konnten (Abb. 22).
Nach *cerebrovasculären Prozessen* verschiedenster Lokalisation und Genese war nach eigenen Untersuchungen bei der entsprechenden Steroidmedikation die Zahl der pathologischen Hirndruckanstiege (überwiegend lumbale Messungen) ebenfalls deutlich reduziert. Auf Grund des sehr heterogenen Patientengutes sind eindeutige Aussagen über den klinischen Verlauf und die Mortalität hier nur schwer zu gewinnen (Abb. 23).
Bei ischämischen Prozessen ohne angiographisch nachweisbaren Gefäßverschluß kam es jedoch in mehreren Fällen nach Steroidgabe zu einer raschen Besserung der Symptome.
Die positive Wirkung des Dexamethasons auf *perifocale Ödeme bei Hirntumoren und Hirnabscessen* ist inzwischen von verschiedenen Autoren bestätigt (Abb. 24).
Über die Wirkung von Steroiden bei Zuständen nach *cerebraler Hypoxie* liegen augenblicklich nur wenige meßtechnisch gesicherte

Tabelle 20. Schema zur hochdosierten Steroidtherapie

		Tag nach Trauma				
	Initial	1.	2.	3.	4.	5.–8.
Erwachsene	100 mg	8 mg/3 h	8 mg/3 h	8 mg/3 h	8 mg/3 h	8 mg/4 h
Kinder (10–14 J.)	40 g	4 mg/3 h	4 mg/3 h	4 mg/3 h	3 mg/3 h	4 mg/4 h
Kinder unter 10 J. Dosierung pro kg KG	1,3 mg /3 h	0,14 mg /3 h	0,14 mg /3 h	0,14 mg /3 h	0,14 mg /3 h	0,14 mg /4 h

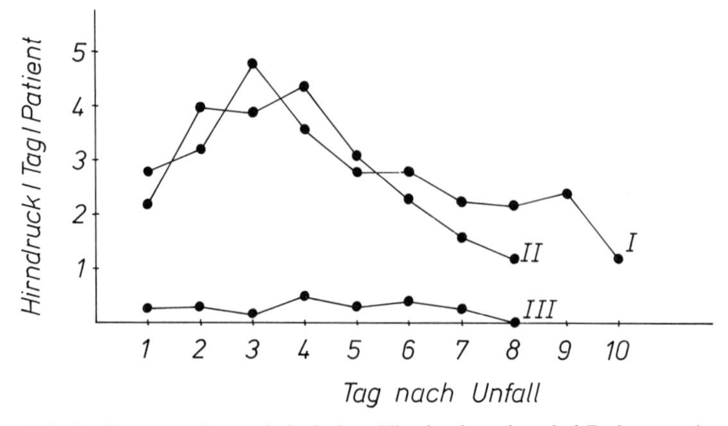

Abb. 22. Frequenz der pathologischen Hirndruckanstiege bei Patienten mit Schädel-Hirntrauma. Unter Dexamethason in sehr hoher Dosierung zeigte sich die Zahl der Hirndruckanstiege über 50 mm Hg signifikant verringert. (Gruppe I: Keine Dexamethason, Gruppe II: Normaldosis, Gruppe III: hohe Dosis) (eigene Untersuchungen)

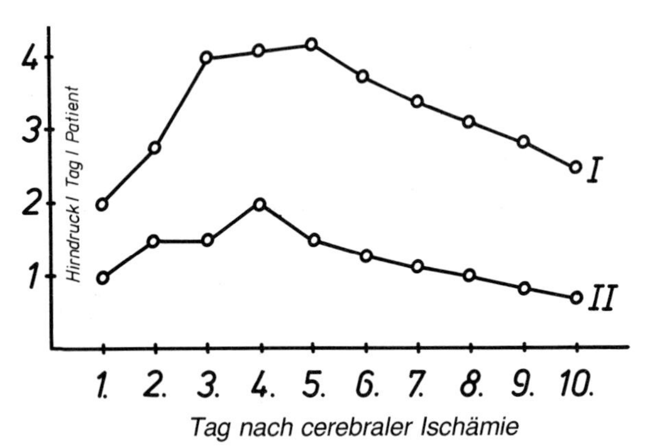

Abb. 23. Bei Patienten mit cerebraler Ischämie (Media-Verschluß) kommt es bei gleicher Basistherapie nach Gabe hoher Steroid-Dosen zu einer signifikanten Reduktion der pathologischen Hirndruckanstiege über 25 mm Hg. (Gruppe I: niedrige Steroiddosierung, n = 14, Gruppe II: hohe Steroiddosierung, n = 15) (eigene Untersuchungen)

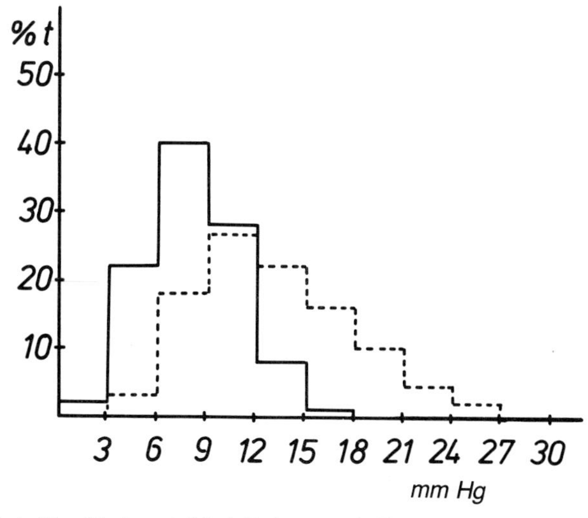

Abb. 24. Nach Steroidgabe wird bei Patienten mit Tumoren der hinteren Schädelgrube das Histogramm in den Bereich niedriger Druckwerte verschoben (nach Brock). (Durchgezogene Linie = Druckwerte nach Steroidgabe)

Ergebnisse vor. Auf Grund tierexperimenteller Untersuchungen sowie in Analogie zu den Erfahrungen bei cerebraler Ischämie sollten bei den doch oft schweren Krankheitsbildern der Einsatz von hochdosierten Steroiden erwogen werden.

Wichtig sind folgende Punkte:

- Die Initialdosis muß möglichst frühzeitig nach dem Ereignis verabreicht werden.
- Schon im Notarztwagen oder durch den erstversorgenden Arzt sollte nach akuten Hirnfunktionsstörungen 100 mg Dexamethason injiziert werden.

Die weitere Behandlung wird dann nach dem angegebenen Schema weitergeführt.

Bei *kurzdauernder Bewußtlosigkeit* bestehen keine Bedenken die Steroide schnell abzusetzen. Sonst sollte die Medikation über

6–9 Tage weitergeführt werden. Die Therapie wird über 2 Tage ausschleichend beendet.
Auf den positiv synergistischen Effekt der Kombination von Steroiden und Osmotherapeutika sei noch einmal hingewiesen.

Folgende Punkte sind zu beachten:
- Frühzeitige Gabe von Antacida, Histamin-Antagonisten (Cimetidin) und enterale Ernährung sind unabdingbare Voraussetzungen, um gastro-intestinale Blutungen zu vermeiden (Tabelle 21).
- Regelmäßige Blutzuckerkontrollen sind notwendig.
- Aus Gründen einer gestörten Immunabwehr sollte die Infektionsprophylaxe noch strenger gehandhabt werden. Frühzeitige Antibioticagabe ist in Zweifelsfällen indiziert.
- Die Intensivbehandlung muß weiter optimiert werden, um gerade bei schwerkranken Patienten Erfolge erzielen zu können; hierzu gehört auch die Möglichkeit zur intrakraniellen Drucküberwachung.

Letzterer Punkt ist enorm wichtig. Die Steroidtherapie ist nur ein Mosaikstein im breiten Spektrum der Therapienotwendigkeiten von Patienten mit akuten Hirnfunktionsstörungen. Sie setzt den behandelnden Arzt in die Lage, die Hirnschwellung effektiver zu behandeln. Ein echter Fortschritt für den Patienten wird deswegen nur zu beobachten sein, wenn alle anderen Punkte der Intensiv- und auch der Nachbehandlung so optimal wie möglich gestaltet werden.
Bezüglich der *Nebenwirkung des Dexamethasons* ist zu sagen, daß im eigenen Material – bei über 250 Fällen – die Zahl der Magen-Darm-

Tabelle 21. Einfluß von H_2-Antagonisten auf die Frequenz behandlungsbedürftiger Magen-Darm-Blutungen bei Patienten einer neurologischen Intensivstation (eigene Untersuchungen).
Gruppe I = keine Histamin-Antagonisten
Gruppe II = Histamin-Antagonisten

	Cimetidin (Tagamet) 4 × 1 Amp. i. v. Gruppe I	Gruppe II
n =	105	120
Blutungen %	8,6	1,6
gestorben	1	0

Blutungen und der Lungenödeme signifikant zurückgegangen ist. Die Frequenz der Infekte (Hirnhäute, Harnweg) sowie Wundheilungsstörungen ist konstant geblieben, während die Zahl der Pneumonien leicht angestiegen ist.
Blutzucker- bzw. Elektrolytstörungen konnten bei jetzt zweijähriger Anwendung der hochdosierten Steroidtherapie bei Patienten mit Schädel-Hirn-Verletzungen nicht häufiger als früher beobachtet werden.
Bei Patienten mit *cerebrovasculären Erkrankungen* scheinen diese Entgleisungen unter Steroiden jedoch vermehrt aufzutreten, wobei nur in Ausnahmefällen ein Absetzen erforderlich wurde. Eine lückenlose labormedizinische Kontrolle ist bei diesem Patientengut unumgänglich.
Echte Zwischenfälle in Form von Nebennieren-Insuffizienzen sind bis jetzt nicht eingetreten (Tabelle 22).

Tabelle 22. Richtlinien zur hochdosierten Steroid-Therapie

- 100 mg Dexamethason i. v. frühzeitig (NAW)
- 8 mg Dexamethason 3stündlich
- Antacida über Magensonde oder oral
- Histamin-Antagonisten (Cimetidin)
- Synergistischer Effekt durch Osmodiuretika 0,3 g/kg KG/6 Std
- Blutzuckerkontrollen

c) Aldosteron-Antagonisten, Barbiturate, Tris-Puffer

Diese drei Substanzen sollen gesondert besprochen werden. Über den Einsatz von *Aldosteron-Antagonisten (Aldactone)* bei der Prophylaxe und Behandlung der akuten Hirnschwellung sind die Meinungen nicht einheitlich. Von den meisten Autoren wird ein positiver Effekt bei der Therapie chronischer perifocaler Ödeme angegeben. Wir setzen Aldactone ebenso wie Lasix additiv ein, d. h. immer dann, wenn hyperosmolare Lösungen nicht ausreichend hirndrucksenkend wirken. Die Dosis ist bei Erwachsenen 2 × 200 mg/Tag i. v. (Kinder über 14 J. = 2 × 100 mg/Tag, Kinder unter 14 J. = 2 × 50 mg/Tag).

An Nebenwirkungen sind besonders Elektrolytverschiebungen in Form von Hyponatriämien und Hyperkaliämien zu erwarten.
In den letzten Jahren ist besonders in den angelsächsischen Ländern über den positiven Effekt von *Barbituraten* bei der Behandlung hirnverletzter Patienten berichtet worden. Im Vordergrund steht eine ausgeprägte hirndrucksenkende Wirkung.
Als Angriffspunkte werden diskutiert:

- Verringerung des cerebralen Blutvolumens
- Herabsetzung der zentralen Stoffwechselvorgänge und damit bessere Resistenz gegen Hypoxie.

Voraussetzung sind extrem hohe Dosen, die nahe an den toxischen Bereich herankommen (4stündlich Phenobarbital 5 mg/kg KG). Die optimale Dosis wird angezeigt durch Auftreten einer barbiturat-induzierten Hypothermie (nicht unter 33–34° C).
Aus Sicherheitsgründen darf diese Therapie nur bei beatmeten Patienten und möglichst unter direkter Blutdruck- und Hirndruckkontrolle durchgeführt werden.

Folgende Punkte der Barbiturattherapie sind zu beachten:

① Intrakranieller Druck und Blutdruck dienen als Nachweis, um die Wirkung der notwendigen Dosis Phenobarbital (5 mg/kg KG) zu prüfen.
② Nach Erreichen der Hypothermiegrenze (35° C) sollten die Barbiturate reduziert werden.
③ Die Behandlungsdauer ist 4–5 Tage.
④ Reversible Nebenwirkungen sind: kardio-vasculäre und renale Störungen sowie Motilitätseinschränkung des Magen-Darm-Traktes.

Diese Behandlung wird inzwischen von mehreren großen Zentren durchgeführt.
Sie scheint besonders erfolgreich zu sein, wenn die Hirnschwellung mehr durch Zunahme des Blutvolumens als durch ein Ödem verursacht ist, d. h. wenn nach 24 Stunden diuretischer Therapie keine Tendenz zur Normalisierung des Hirndruckes eintritt.
Auf den Einsatz von *Tris-Puffern* zur Behandlung lokaler Acidose in kontusionell geschädigten Arealen wurde schon hingewiesen.
Wie tierexperimentelle Untersuchungen gezeigt haben, scheint nach Korrektur lokaler Acidose auch die Regulationsfähigkeit der Hirnge-

fäße wiederzukehren. Das abnehmende Blutvolumen führt sekundär zur Senkung des intrakraniellen Druckes. Bei therapieresistenter Hirnschwellung konnten durch Infusion von Tris-Puffern (Sterofundin-Tris 2,5 ml intravenös alle 3–4 Stunden) positive therapeutische Effekte beobachtet werden.
Über den Einsatz von Barbituraten bzw. Tris-Puffern liegen augenblicklich ausreichende Erfahrungen nur bei Patienten mit Hirn-Verletzungen vor.

3. Operative Methoden

Trotz aller genannten Maßnahmen wird es noch eine Reihe Patienten geben, bei denen der intrakranielle Druck über mehrere Tage immer wieder auf pathologische Werte ansteigt. Hier wird der Punkt erreicht, wo die Nebenwirkungen der genannten konservativen Therapie den Patienten ernsthaft gefährden. Die Hauptgefahr ist das hyperosmolare Koma mit Exsiccose, Säure-Basen-Entgleisungen, Hämolyse und Nierenversagen.
Das Ziel des operativen Vorgehens ist, dem Gehirn Platz zur weiteren Expansion zu schaffen. Bei erhöhtem intrakraniellen Druck nimmt nach Erschöpfung der cerebralen Reserveräume die Druck-Volumen-Kurve (Kap. D.I.) einen steilen Verlauf. Es genügen jetzt wenige Kubikzentimeter an zusätzlichem Raum, um einen deutlichen Druckabfall zu bewirken.

a) Liquordrainage

Eine solche Entlastung kann einmal von innen erfolgen, d. h. durch einen *intraventrikulären Katheter* wird eine kleine Liquormenge (2–8 ml) abgezogen. Der Effekt ist oft dramatisch, indem der Druck in wenigen Augenblicken auf normale Werte absinkt. Die routinemäßige Anwendung ist allerdings dadurch begrenzt, daß es schwierig ist, die Drainage über längere Zeit offenzuhalten. Wiederholte Liquorentnahmen sind jedoch notwendig, weil die Wirkungsdauer der Einzelentnahme verschieden ist (zwischen $^1/_2$–3 Stunden). Ferner darf das Infektionsrisiko nicht übersehen werden. Da eine Reihe von

Zentren über gute Erfolge berichten, sollte die zentrale Liquorentnahme zum Abbau von Hirndruckspitzen in Notfällen oder als Routinemethode versucht werden.
Abgelehnt wird von den meisten Autoren die Einlage eines Shunt-Systems, weil hier – vor allem in der Akutphase – keine sichere Kontrolle über die Funktion und die abfließenden Liquormengen besteht.

b) Operative Dekompression

Eine weitere Möglichkeit ist die *operative Entlastung*. Das bedeutet, daß der Schädelknochen möglichst bilateral großflächig entfernt und die Dura durch eine Plastik erweitert wird.
Diese Methode ist in früherer Zeit häufig kritiklos angewandt worden, wo grundsätzlich alle schwer schädel-hirn-traumatisierten Patienten dekomprimiert wurden.

Die intrakranielle Druckmessung gibt die Möglichkeit, eine exakte Indikation zu stellen. Wir führen den Eingriff dann durch, wenn:
- der klinische Befund eine Überlebenschance zuläßt
- das Hirnödem auf konservative Weise nicht beherrschbar ist.

In allen Fällen, in denen eine Operation wegen einer intrakraniellen Raumforderung notwendig ist, sollte eine großflächige Trepanation vorgenommen werden. Neben der besseren Übersichtlichkeit ist damit schon eine prophylaktische Maßnahme zur Verhinderung intrakranieller Druckspitzen eingeleitet.
Da die Hirnschwellung in vielen Fällen erst einige Tage nach dem Trauma einsetzt, darf der Operateur sich nicht dadurch täuschen lassen, daß nach Anlage eines Bohrloches und Ablassen des Hämatoms das Hirn sich nicht sofort anlegt. Obgleich statistische Aussagen über den Wert dieser Maßnahmen schwer sind, scheint die operative Dekompression in einer Reihe von Fällen Nutzen gebracht zu haben.
Als Nebenwirkung konnten bei fünf Patienten 2–3 Wochen nach dem Eingriff erhebliche Liquorkissen im Operationsbereich beobachtet werden, welche die Einlage von Drainagesystemen notwendig machte.

Zusammenfassend sind in Tabelle 23 die notwendien prophylaktischen und therapeutischen Möglichkeiten zur Behandlung der akuten Hirnschwellung dargestellt.

Tabelle 23. Zusammenstellung der wichtigsten Therapie- und Überwachungsmaßnahmen zur Behandlung des Hirnödems nach den Meßwerten des intrakraniellen Druckes

Intrakranieller Druck	Therapie	Kontrolle
I. < 25 mm Hg 25–50 mm Hg > 50 mm Hg	Hirnödemprophylaxe Lasix (1/2–1 Amp. i. v.) Mannit, Sorbit 0,3–1 g/kg KG/15 min	Normale Labordaten Bilanz zusätzlich: Volumensubstitution Elektrolyte (3 × tägl.) Serumosmolarität Zentraler Venendruck
II. Plötzliche Anstiege über 50 mm Hg ohne Tendenz zur raschen Normalisierung	Mannit, Sorbit 2 g/kg KG/15 min, 100% O_2, Hyperventilation 30–35 mm Hg	Mechanische Ursachen: Beatmung Tubus Lagerung Nullpunkt-Druckmesser Unruhe bzw. Streckkrämpfe Blutdruck (Hypertonie) Laborwerte (sofort): Elektrolyte, Hb, Hkt, Blutgase Infusionsbilanz E < A
III. Nach 24 stündiger Osmotherapie Anstiege über 50 mm Hg	Mannit, Sorbit 1 g/kg KG/15 min, Barbiturate 5 mg/kg KG Tris-Puffer 2,5 ml/kg Aldactone (Erw. = 200 mg, Kinder = 50 mg) Lasix (Erw. = 20 mg, Kinder = 10 mg) Liquordrainage operative Dekompression	Wie II zusätzlich: RR blutig Temperatur >35° C

E. Atmung

I. Cerebrale Hypoxie

Bedingt durch regionale Durchblutungsstörungen und direkten Einfluß auf die Hirnzelle ist die normalerweise schon *geringe Hypoxietoleranz der Hirnzellen* in geschädigten Hirnarealen erheblich verkürzt.

Deswegen ist auch nach der Primärversorgung die Sicherung der ununterbrochenen Sauerstoffzufuhr oberstes Gebot, um Sekundärschäden zu vermeiden.

Der cerebralen Hypoxie können verschiedene Ursachen zugrundeliegen:

① Ischämische Hypoxie:
Die cerebrale Sauerstoffzufuhr ist vermindert durch eine Reduzierung der Hirndurchblutung (Kap. F).

② Arterielle Hypoxie:
Sie ist charakterisiert durch unzureichende arterielle Sauerstoffwerte. Diese können wiederum bedingt sein durch:
- niedrige pO_2 (Ventilationsstörungen) = hypoxische Hypoxie
- erniedrigten Hämoglobingehalt = anämische Hypoxie.

Es ist schwierig, eine untere noch tolerable Grenze für die arterielle Sauerstoffspannung sowie den Hämoglobingehalt anzugeben, da in Grenzfällen *Kompensationsmechanismen zwischen pO_2, Hb und Hirndurchblutung bestehen.*
Zum anderen sind tierexperimentelle Befunde nicht ohne weiteres auf den Menschen übertragbar.

Tabelle 24. Normalwerte im arteriellen Blut bei Spontanatmung

Arterielle Blutgase:	
O_2-Sättigung	= 96,5 Vol. %
pO_2	= 89,0 mm Hg
pH	= 7,38 mm Hg
pCO_2	= 40,0 mm Hg
Standardbicarbonat	= 21–25 meq/l

Auf Grund klinischer Erfahrungen sollten ein arterielles pO_2 von 75 Torr sowie ein Hämoglobingehalt von 10 mg% nicht unterschritten werden (Tabelle 24).

II. Therapie des zentralen Sauerstoffmangels

Die *anämische Hypoxie* kann am schnellsten durch Gabe von Vollblut behandelt werden.
Zur Prophylaxe oder Therapie der *ventilationsbedingten Hypoxie* kann zunächst der Versuch gemacht werden, mittels einer nasalen Sauerstoffsonde das O_2-Angebot zu erhöhen.
Frühzeitig sollte bei Patienten mit akuten Hirnfunktionsstörungen die Indikation zur Intubation gestellt werden.

Intubiert werden sollten:
Bewußtseinsgetrübte Patienten mit ausgeprägten klinischen Zeichen der Ventilationsstörung, d. h. Unruhe, Kreislaufzentralisation, pathologische Atemformen: Cheyne-Stokessche Atmung, Maschinenatmung, Zwerchfell-Thoraxwand-Antagonismus, Apnoe oder Hyperventilation auch bei normalen Blutgasen.
Vorher muß auf jeden Fall eine *Verlegung der oberen Luftwege* ausgeschlossen werden. Unruhe, Dyspnoe, allgemeine Cyanose, Einziehen der Zwischenrippenräume und Gebrauch der Atemhilfsmuskulatur sind hierfür die klinischen Kardinalsymptome. An Labordaten finden sich erniedrigte pO_2-Werte bei ansteigendem pCO_2.
Eine Inspektion der Mundhöhle sowie des Kehlkopfes mit Hilfe des Laryngoskopes ist bei Vorliegen dieser Symptome unerläßlich.

Anzeichen für *Verletzungen des Nervus phrenicus* ist die halbseitige paradoxe Thoraxbewegung.
Der einseitig aufgetriebene Brustkorb hingegen weist bei gleichseitig fehlender Atemexpansion auf einen *Pneumothorax* hin.

Als zentral ausgelöste Atemstörungen werden angesehen (nach Seeger):

① Cheyne-Stokessche Atmung:
Periodische Atmung mit zunehmendem Abfall und Anstieg der Atemtiefe. Ein Zyklus dauert etwa 20 Sekunden. Typischerweise sind eingeschaltete Pausen zu beobachten.

② Maschinenatmung:
Streng regelmäßige Atemzüge mit erhöhter Frequenz und erniedrigter Amplitude. Bei ausgeprägter Hyperventilation kann es infolge des reduzierten Volumens zur Totraumventilation kommen. Bei beatmeten Patienten stellt sich typischerweise auch nach Abnahme des Respirators ohne Pause die Spontanatmung ein.

③ Ataktische Atmung:
Völlig irregulär in bezug auf Atemfrequenz und Atemtiefe. Häufig wird diese Form bei zunehmender Kompression des Hirnstammes beobachtet.

④ Schnappatmung:
Plötzliche und tiefe Atemzüge, von unregelmäßigen Pausen unterbrochen. Besonders zu beobachten bei Intoxikation oder raumfordernden Prozessen der hinteren Schädelgrube.

⑤ Kussmaulsche Atmung:
Die Atemzüge sind sehr tief mit erhöhter Frequenz. Bei genauer Beobachtung wird sichtbar, daß die Ausatmung einer besonderen Anstrengung bedarf. Hierdurch ist eine Unterscheidung gegenüber hypoxischen Zuständen möglich, wo die Einatmung besonders betont ist. Die Kussmaulsche Atmung ist nicht immer zentral bedingt, sondern häufig Folge einer acidotischen Stoffwechselentgleisung.

⑥ Seufzeratmung:
Normale Atemzüge sind durch maximal tiefe Einatmung unterbrochen. Diese Form ist nicht spezifisch für eine zentrale Störung.

⑦ Singultusatmung:
Vereinzelt auftretende krampfhafte Innervation der Zwerchfell- und Thoraxmuskulatur. In der Regel ist diese Atmungsform Ausdruck einer diffusen Hirnschädigung (Intoxikation, Trauma, Hirnoperation, Subarachnoidalblutung) (Abb. 25).

Als weitere Indikation zur Intubation gilt das Unterschreiten der arteriellen O_2-Spannung von 75 Torr, wobei kein Unterschied besteht, ob diese Abfälle durch Störungen im Bereich der Luftwege, pulmonal oder zentral ausgelöst sind.

Die Intubation soll, auch ohne erkennbare Atemstörungen und mit normalen Blutgaswerten, bei *bewußtlosen Patienten mit Zeichen der*

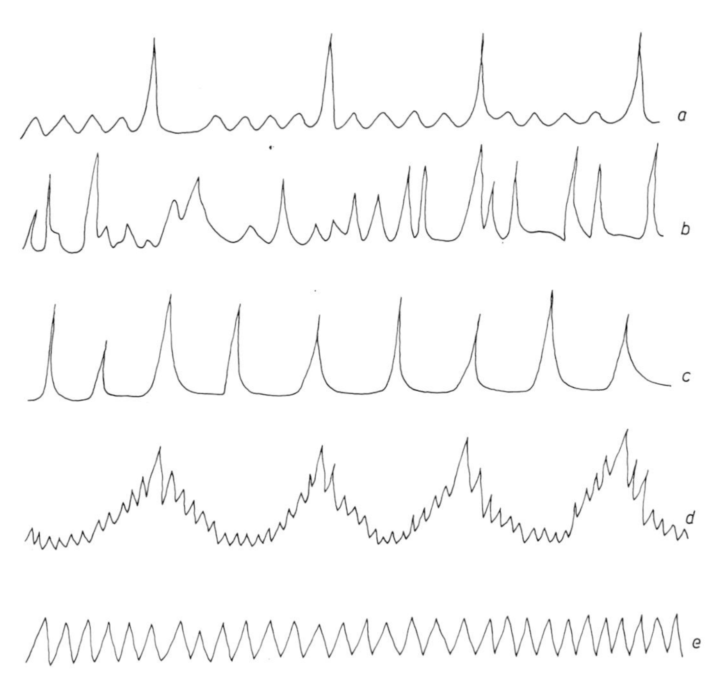

Abb. 25 a–e. Pathologische Atemformen. **a** Kussmaulsche Atmung, **b** Atemataxie mit Übergang in bulbäre Periodik, **c** finale Schnappatmung, **d** Cheyne-Stokesche Atmung, **e** Maschinenatmung

Hirnstammschädigung durchgeführt werden. Hier kann jederzeit durch Dysfunktion vegetativer Zentren eine Atemlähmung eintreten (Tabelle 25).

Tabelle 25. Indikation zur Intubation bei Patienten mit zentraler Funktionsstörung

- $pO_2 < 75$ mm Hg
- Klinische Zeichen der Dyspnoe bei $pO_2 > 80$ mm Hg
- Bewußtlosigkeit mit Hirnstammsymptomatik
- Pathologische Atemformen

Bei genügender Zeit ist dem transnasalen Vorgehen mit einem weichen Tubus der Vorzug zu geben. Notfallmäßig ist der Orotrachealweg vorzuziehen. Die Intubation soll zügig erfolgen, um auch kurzzeitige Hypoxien zu vermeiden. *Anschließend ist kurze Zeit mit reinem O_2 zu beatmen.*

Nach der Intubation wird folgerichtig zur assistierten bzw. kontrollierten Beatmung übergegangen. *pO_2-Werte zwischen 100–120 Torr sind anzustreben.* Neben der Sicherung gegenüber zentralen oder medikamentösen Atemstörungen ist damit auch gleichzeitig eine wirkungsvolle Hirnödemprophylaxe eingeleitet (Kap. D).

Auf die eigentliche technische und pathophysiologische Frage der Dauerbeatmung soll nicht eingegangen werden. Hierzu wird auf das in gleicher Reihe erschienene Buch von G. Wolff: „Die künstliche Beatmung auf Intensivstationen" verwiesen, welches den neuesten Stand des Problems ausführlich darstellt. Es sollen hier nur die Besonderheiten nach akuten Hirnfunktionsstörungen aufgezeichnet werden.

In der Mehrzahl der Fälle wird ein *druckgesteuertes Gerät* eine ausreichende und effektive Dauerbeatmung ermöglichen (z. B. Bird Mark 8 oder 14).

Doch sind gerade in letzter Zeit die Vorteile von *volumen-gesteuerten Geräten bei Langzeitbeatmung* herausgestellt worden. Besonders bei obstruktiven Lungenerkrankungen sowie intrapulmonalen Rechts-Links-Shunts ($O_2\downarrow$, $CO_2\uparrow$) läßt sich in vielen Fällen erst mit volumengesteuerten Geräten eine optimale Beatmung ermöglichen.

Die Beatmung sollte *kontinuierlich* mit normalem Ausatemdruck

(ZEEP) erfolgen. In Verbindung mit leichter Hyperventilation (pO_2 ~ 120 Torr, pCO_2 ~ 35–40 mm Hg), sind hierbei die günstigsten Werte für den intrakraniellen Druck und die Hirndurchblutung zu erwarten (Kap. F).
Die früher häufig angewandte *Wechseldruckbeatmung* mit Übergang von positiven zu negativen endexspiratorischen Drücken ist heute umstritten. Von verschiedenen Autoren ist hierbei eine verstärkte Atelektaseneigung beschrieben.
Eine pulmonal notwendige Dauerbeatmung mit *positiv endexspiratorischen Drücken* (PEEP) (Obstruktion – Ödem) sollte möglichst unter Kontrolle des zentralvenösen und intrakraniellen Druckes durchgeführt werden, um Hirndruckanstiege als Folge des erschwerten venösen Abflusses zu vermeiden.
Grundsätzlich ist zu sagen, daß – bei allen Vorteilen der Beatmung – die Komplikationsmöglichkeiten und damit die pflegerischen und ärztlichen Belastungen größer geworden sind. Alle Verantwortlichen sind intensiv darüber aufzuklären, daß für die meisten Systeme noch keine völlig sichere automatische Überwachung besteht.

Bewußtlose Patienten sind im Gegensatz zu anderen Beatmungsfällen nicht in der Lage, Sauerstoffmangel durch technisch oder mechanisch bedingte Ventilationsstörungen direkt anzuzeigen. Hier kann nur die dauernde Beobachtung des Patienten und des Gerätes vor ernsten Zwischenfällen schützen.

Die Erfahrung zeigte, daß bei beatmeten bewußtlosen Patienten Störungen von seiten des Atemgerätes, des Tubus sowie der Lunge einen großen Teil der lebensbedrohlichen Komplikationen darstellen.

III. Pflegerische Maßnahmen bei beatmeten Patienten

Von wichtiger Bedeutung sind bei langliegenden Patienten die *Bronchialtoilette* und die Vermeidung von Atelektasen. Die Verflüssigung der Bronchialsekrete wird begünstigt durch ausreichende Anfeuch-

tung der Atemluft. Zusätzlich werden den Mikroverneblern regelmäßig Sekretolytica (Tacholyquin etc.) zugesetzt sowie den Patienten intravenös verabreicht.
Bei *obstruktiver Atemwegsbehinderung* im Sinne einer Spastik können den Verneblern zusätzlich β_2-Sympathicomimetica (Sultanol) beigefügt werden.
Nach *Aspiration*, sowie bei *zähem oder blutigem Sekret* empfiehlt es sich, eine Spülung mit 10–20 ml 0,9%iger NaCl-Lösung vorzunehmen. Vor dem Absaugen wird die Lunge mit dem Ambu-Beutel überbläht, um die Flüssigkeit bis in die Lungenperipherie zu bringen.
Wichtig ist das *regelmäßige Drehen und Abklopfen* des Patienten mit nachfolgendem Absaugen. Das Absaugen muß so schonend wie möglich geschehen, um das Flimmerepithel nicht zu verletzen. Es empfehlen sich weiche Katheter mit seitlich eingeschnittenen Löchern. Vor dem Absaugen ist die Oxygenblende kurz auf 100% einzustellen.
Der *Atelektasebildung* wird durch mehrmaliges apparatives Überblähen der Lunge (deep sigh) vorgebeugt. Ist dies apparativ nicht möglich, wird die Lungenblähung manuell per Ambu-Beutel vorgenommen.

IV. Intubation – Tracheotomie

Die Indikation zur Tracheotomie hat sich in den letzten Jahren mehrfach gewandelt. Nach einer anfänglich sehr tracheotomiefreundlichen Einstellung folgte – nach Einführung neuer Tuben und der nasotrachealen Technik – die Ära der extremen Langzeitintubation. Hier wurde nur noch in Ausnahmefällen tracheotomiert.
Nachuntersuchungen von *langzeitintubierten* Patienten zeigten jedoch, daß die *Komplikationen* selbst nach sachgemäßer Intubation und Pflege häufiger als angenommen sind. Berichtet wird vor allem über Stenosen im glottischen und subglottischen Raum sowie Phonationsstörungen.

Aus diesen Gründen wird neuerdings einem ausgewogenen Verhältnis zwischen Intubation und Tracheotomie der Vorzug gegeben. Feste Regeln sind schwer aufzustellen, doch ist die Tracheotomie bei allen Patienten zu erwägen, bei denen nach zwei- bis dreiwöchiger Bewußtlosigkeit keine eindeutige Tendenz zur Besserung beobachtet wird.

1. Extubation

Nach Besserung der Bewußtseinslage sind zur Vorbereitung der Extubation *Phasen der Spontanatmung einzulegen.* Diese sollten anfangs 15–20 min nicht überschreiten. Später werden sie dann auf längere Zeit ausgedehnt. Auf eine ausreichende Anfeuchtung der Atemluft ist jetzt besonders zu achten. *Extubationsversuche sollen nur vorgenommen werden:*

- bei ansprechbaren Patienten
- und normalen Blutgaswerten nach 24-Std-Spontanatmung mit 21%igem O_2 ohne Dyspnoezeichen.

Bei *bewußtlosen Patienten* sind *Extubationsversuche* sowie Entfernung der Trachealkanüle nutzlos, häufig sogar gefährlich. Trotz ausreichender Spontanatmung mit normalen Blutgaswerten verschlechtert sich nach verfrühter Extubation bzw. Dekanülierung die cerebrale Situation oft deutlich und führt nicht selten zu einem verzögerten Erholungsverlauf.

Die Gründe sind: Hypoxie durch Abnahme der cerebralen Durchblutung, Anstieg des intrakraniellen Druckes durch Behinderung des venösen Abflusses, Hyperämie in geschädigten Gebieten nach Anstieg des pCO_2 mit nachfolgender Hirnschwellung und pulmonale Komplikationen als Folge des nicht ausreichenden Expektorationsvermögens.

In vielen Fällen zieht die *verfrühte Extubation* eine notfallmäßige Reintubation unter häufig ungünstigen äußeren Bedingungen nach sich.

In den ersten 24 Std nach Extubation muß der Patient beaufsichtigt werden. Ein verspätet auftretender Stridor ist bei unruhigen, nicht voll orientierten Patienten möglich. Eine leichte Sedierung ist empfehlenswert. Die Weiterführung der Befeuchtung ist notwendig. Magensonde und Blasenkatheter sind in dieser Phase möglichst zu belassen, wobei vorübergehende Reduzierung der Sondenmenge eine günstige Wirkung auf den Zwerchfellstand und damit auf die Spontanatmung hat. Den Patienten belastende Maßnahmen (Verbandwechsel, Sekundärnähte, Abführen) sollten verschoben werden (Tabelle 26).

Tabelle 26. Voraussetzungen zur Extubation

- Ansprechbarer Patient
- Ausreichende Spontanatmung über 24 Std
- Keine Dyspnoezeichen
- $pO_2 > 75$ mm Hg
- Atemfrequenz < 25/min

2. Besonderheiten nach Tracheotomie

Die Tracheotomie sollte grundsätzlich im Operationssaal unter optimalen äußeren Bedingungen durchgeführt werden. Nur so kann die Gefahr von Sekundärkomplikationen vermieden werden.
Im Gegensatz zum Trachealtubus wird die *Trachealkanüle jeden 3. Tag,* bei starker Verschleimung 2tägig ausgetauscht, wobei innerhalb der ersten 3 Tage nach der Operation möglichst kein Auswechseln stattfinden soll.

> Nach jedem Wechsel ist die korrekte Lage auskultatorisch zu prüfen. Auf ausreichende Befeuchtung (Mikrovernebler) ist zu achten.

Das Decanulement erfolgt zweckmäßigerweise über Silberkanülen. Nach 24stündiger Spontanatmung mit normalem O_2 wird bei ausreichenden Blutgaswerten die Trachealkanüle gegen eine Silberkanüle mittleren Kalibers ausgetauscht.

Bei *ausreichendem Expektorationsvermögen* und weiter normalen Blutgaswerten, kann diese dann zunächst *partiell,* schließlich *total abgestöpselt* werden.
Toleriert der Patient die verschlossene Kanüle über weitere 24 Std, sollte der Versuch des endgültigen Decanulement unternommen werden.
Das Tracheostoma wird mit sterilen Platten und Pflastern möglichst dicht abgedeckt.

Nach Entfernen der Kanüle müssen die Patienten mindestens 24 Std unter Aufsicht bleiben. Dies gilt besonders bei Fortbestand des Durchgangsstadiums, wobei der Patient häufig nicht in der Lage ist, zunehmende Luftnot mitzuteilen.

In einigen Fällen wird eine Entfernung der Kanüle aus mechanischen Ursachen (Stenose im Bereich der Luftwege) nicht möglich sein. Hier ist in jedem Fall ein HNO-Konsil zur Klärung der lokalen Situation und Festlegung des weiteren Fortganges durchzuführen.
Nicht voll orientierte Kanülenträger (Durchgangssyndrom) sind in jedem Fall als potentiell gefährdet zu betrachten. Es fehlt hier die Einsicht in die Situation sowie die Fähigkeit, kritische Zustände erkennen zu geben. Sie bedürfen daher einer ständigen Aufsicht.

F. Hirndurchblutung

I. Autoregulation

Physiologischerweise wird die Hirndurchblutung über einen weiten Blutdruckbereich konstant gehalten. Genauer gesagt ist es die Capillardurchblutung, die durch Änderung des capillären Perfusionsdrukkes auf gleichbleibende Werte reguliert wird (Abb. 26).

> Veränderungen des arteriellen Mitteldruckes werden durch Anpassung des präcapillären Widerstandes aufgefangen, so daß der Druck an der arteriellen Seite der Capillare gleichbleibt (Autoregulation der Hirndurchblutung) (Abb. 27).

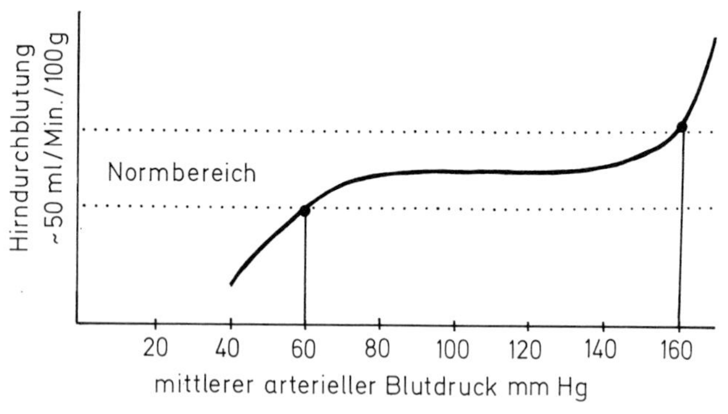

Abb. 26. Autoregulation der Hirndurchblutung. Die Hirndurchblutung wird physiologischerweise über einen weiten Blutdruckbereich (60–160 mm Hg) konstant gehalten

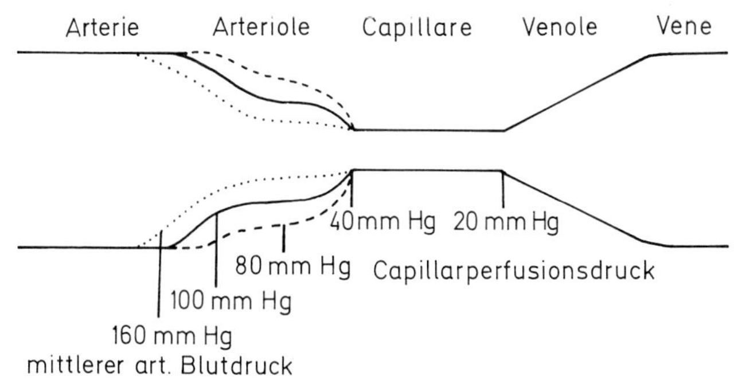

Abb. 27. Regulation der Capillarduchblutung. Die Capillarperfusion wird durch Änderung des präcapillären Widerstandes konstant gehalten. Steigender arterieller Druck führt zur Vasodilatation, fallender Druck zur Vasoconstriction im Bereich der Arteriolen. Somit können sich Änderungen des Systemblutdruckes nicht auf die Capillardurchblutung auswirken (Autoregulation)

Vermehrte Capillardurchblutung wird bewirkt durch pCO_2-Anstiege im Blut oder pO_2-Abfälle im Gewebe mit Anfall vermehrt saurer Stoffwechselprodukte. Andererseits führen Hypokapnie und Anstieg des pH zum basischen Bereich durch Vasoconstriction im präcapillären Bereich zur *Durchblutungsverringerung* (Tabelle 27).
Wie regionale Hirndurchblutungsmessungen gezeigt haben, beträgt diese beim Erwachsenen pro 100 g Hirngewicht ca. 55 ml/min, wobei Unterschiede zwischen der weißen und grauen Substanz nachzuweisen sind.

Tabelle 27. Einfluß von pH, pCO_2 und Gewebs-pO_2 auf die Hirndurchblutung (CBF)

CBF:	pH	pCO_2	pO_2-Gewebe
Anstieg	↓	↑	↓
Abfall	↑	↓	↑

II. Hirndurchblutung bei gestörter Autoregulation

Nach akuten Hirnfunktionsstörungen treten verschiedene Faktoren auf, welche die Hirndurchblutung pathologisch verändern können.

Ein wichtiger Punkt ist das lokale Ödem in der Umgebung von Contusionsherden und ischämischen Bezirken, oder die generelle Hirnschwellung als Ausdruck einer diffusen Hirnschädigung.

Der steigende Gewebsdruck im ödematösen Gebiet führt zur Abnahme des capillären Perfusionsdruckes und somit zur Minderdurchblutung der geschädigten Areale. Diese Vorgänge können zunächst durchaus lokal ablaufen und brauchen nicht mit einer generellen intrakraniellen Druckerhöhung einherzugehen. Die Folge ist eine zunehmende Gewebshypoxie mit Abnahme des pH und Anstieg des Lactatgehaltes (Abb. 28a, b). Die pH-Verschiebung zum sauren Bereich müßte normalerweise zu einem Anstieg der Hirndurchblutung führen. Der pathologisch gesteigerte Gewebsdruck verhindert aber diese Reaktion. Somit findet sich in *Ödemzonen* häufig die *paradoxe Kombination* regional reduzierter Durchblutung mit acidotischer Stoffwechsellage. In der Umgebung der Läsionsstelle hingegen zeigt sich bei abnehmendem Gewebsdruck eine reaktive Hyperämiezone.
Ein weiterer wesentlicher Faktor ist die *gestörte Autoregulation* der Hirndurchblutung. Das bedeutet, daß sowohl Änderungen des arteriellen Mitteldruckes als auch des intrakraniellen Druckes Durchblutungsänderungen bewirken können.

1. Blutdruck – Hirndurchblutung

Eigene Untersuchungen an einer größeren Zahl Patienten mit Schädel-Hirnverletzungen zeigten im Mittel der Messungen eine gewisse Abhängigkeit zwischen Änderungen des Blutdruckes und der Hirndurchblutung, d. h. eine Störung der Autoregulation.

Mit fallendem arteriellen Blutdruck nahm auch die Hirndurchblutung ab, während sie mit steigendem Blutdruck ebenfalls anstieg.

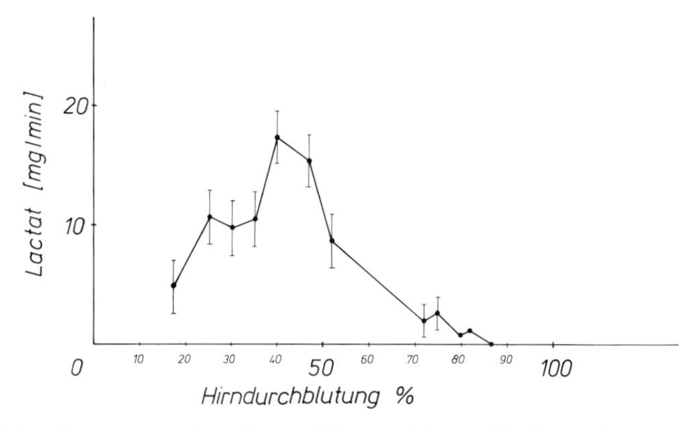

Abb. 28. a Verringerung der Hirndurchblutung führt zur Erhöhung der cerebralen Lactatproduktion als Ausdruck der zunehmenden Acidose (cerebrale arterio-venöse Lactatdifferenz)

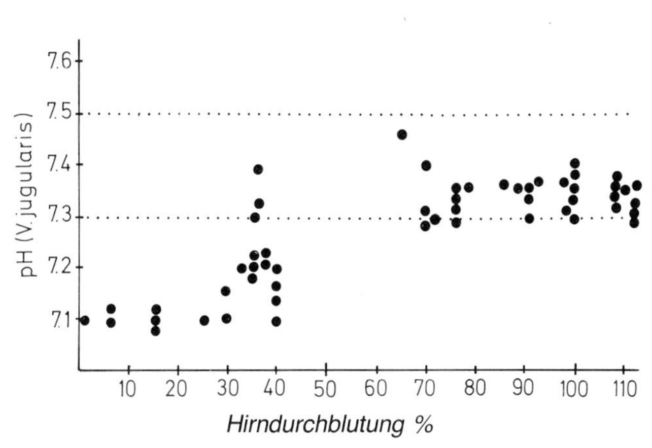

Abb. 28. b Mit zunehmender Hirndurchblutung fällt das pH im hirnvenösen Blut. Bestimmung über einen Katheter im Bulbus venae jugularis

In Übereinstimmung mit Berichten anderer Gruppen war die globale Hirndurchblutung deutlich vermindert. In der Akutphase nach dem Ereignis hingegen zeigte sich in der Umgebung von Contusionsherden häufig eine ausgeprägte Hyperämie. Einschränkend muß gesagt

werden, daß bei der eigenen Untersuchung die globale Durchströmung der A. carotis interna und nicht regionale Messungen ausgewertet wurden.
Es ließen sich jedoch zwei Bereiche unterscheiden. Bei Blutdruckwerten unter 110 mm Hg war das Verhältnis Hirndurchblutung/Blutdruckänderung auch bei niedrigem intrakraniellen Druck im Mittel der Messungen fast linear. Bei Blutdruckwerten über 110 mm Hg zeigte sich die Hirndurchblutungsänderung nicht mehr so ausgeprägt. So bewirken bei einem Hirndruck von 20 mm Hg Blutdrucksteigerungen von 80 auf 90 mm Hg eine Hirndurchblutungszunahme von 12%, Blutdrucksteigerungen von 120 bis 130 mm Hg nur eine Durchblutungszunahme um 4%.
Auf der anderen Seite gingen *Blutdruckwerte unter 60 mm Hg* oft mit extremer Reduzierung der Hirndurchblutung einher.

Die Aufhebung der Fähigkeit zur Autoregulation wurde auch bei cerebralen Ischämien, in der Umgebung von akuten oder chronisch expandierenden intrakraniellen Prozessen (Tumor, Hämatome), nach allgemeiner cerebraler Hypoxie und bei entzündlichen Hirnerkrankungen nachgewiesen (Abb. 29).

Deswegen sollte nach akuten Hirnfunktionsstörungen ein *mittlerer arterieller Blutdruck von 70 mm Hg* zur Vermeidung einer cerebralen ischämischen Hypoxie auf keinen Fall unterschritten werden.
Im *Finalstadium* wurden unter Verschlechterung des AZ mit flacher werdendem EEG und Pupillendilatation massive *cerebrale Hyperämien* mit Durchblutungswerten um 70–100% über der Norm beobachtet.
Nach *Subarachnoidalblutungen* wurde eine globale Abnahme der cerebralen Durchblutung gefunden, die in Relation zur Schwere des Krankheitsbildes stand.

2. Intrakranieller Druck – Hirndurchblutung

Eine weitere Beziehung zeigte in eigenen Untersuchungen die Hirndurchblutung von der Höhe des intrakraniellen Druckes.

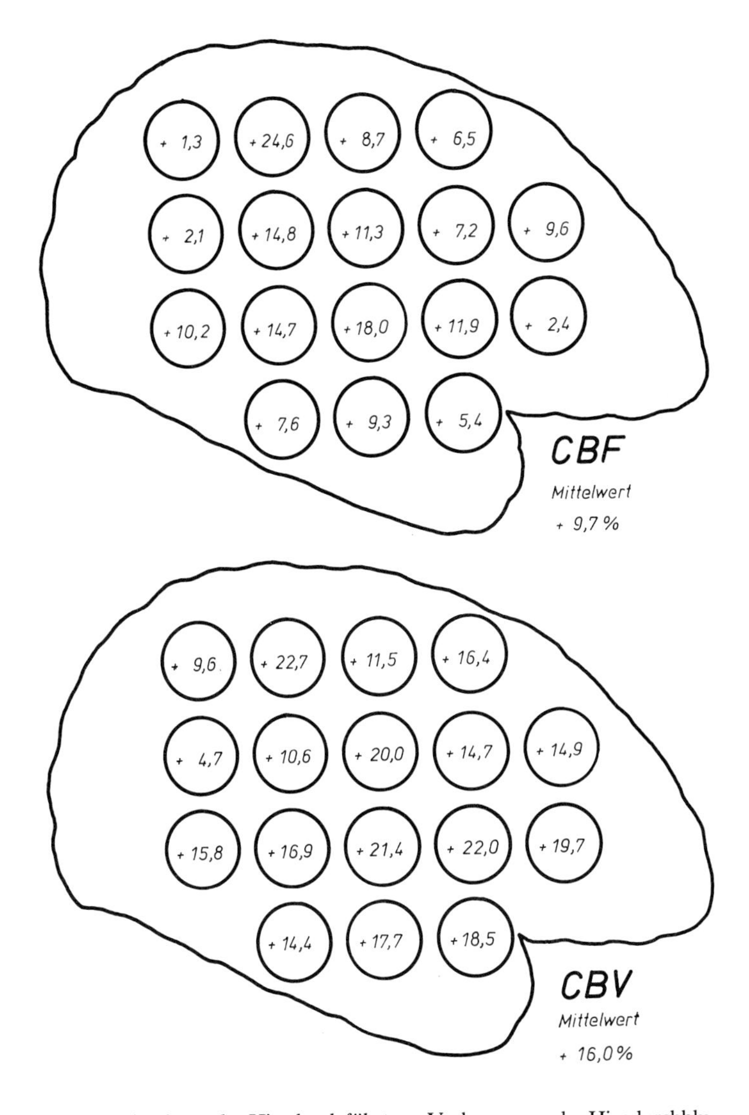

Abb. 29. Abnehmender Hirndruck führt zur Verbesserung der Hirndurchblutung (CBF) und des cerebralen Blutvolumens (CBV). Untersuchungen der regionalen Hirndurchblutung bei Patienten mit cerebralen Durchblutungsstörungen (nach Hartmann)

Zunehmender intrakranieller Druck führte ohne adäquate Blutdruckanstiege zu einer Abnahme, Senkung des Hirndruckes zu einer erneuten Zunahme der Hirndurchblutung.

Im unteren Hirndruckbereich bis etwa 40 mm Hg war dieses Verhalten jedoch nicht so ausgeprägt, wie bei höheren Hirndrücken.
Allerdings variierten diese Werte bei den einzelnen Patienten und auch im Verlauf der Messung sehr stark. Ferner konnte vom *klinischen Bild* nicht auf die Regulationsfähigkeit der Hirngefäße rückgeschlossen werden.
Bei allen Erkrankungen, die mit gestörter Autoregulation einhergehen können, besteht für die *cerebrale Durchblutung* die ungünstigste Situation, wenn bei steigendem intrakraniellen Druck der arterielle Blutdruck fällt. Deswegen sollte die Differenz zwischen mittlerem arteriellen Blutdruck und mittlerem Hirndruck, der *cerebrale Perfusionsdruck,* mit in die Überwachungs-Parameter nach akuten Hirnfunktionsstörungen einbezogen werden. Er stellt zwar nicht in jedem Fall ein direktes Maß für die cerebrale Blutversorgung dar, doch bedeutet ein ausreichender Perfusionsdruck (CPP) eine wesentliche Sicherung gegen eine cerebrale Ischämie.
Rechnerisch zeigte sich nach Schädel-Hirntrauma die Hirndurchblutung bei einem CPP von 50 Torr um 50% verringert. Gleichzeitig stieg der cerebrale Lactatausstoß stark an (Abb. 30).
Da der *cerebrale Perfusionsdruck eine rechnerische Differenz* zweier physiologischer Größen darstellt, wird er durch Änderung beider Faktoren beeinflußt. Das bedeutet, daß zwei verschiedene therapeutische Wege abgewogen werden müssen. Im ersten Fall *(niedriger Hirndruck – fallender Blutdruck)* muß versucht werden, durch genügende Volumensubstitution oder medikamentöse Anhebung des Blutdruckes eine ausreichende Hirndurchblutung zu gewährleisten. Der Systemblutdruck sollte 70 mm Hg auf keinen Fall unterschreiten.
Bei *steigendem Hirndruck und normalen Blutdruckwerten* geht die Therapie nur über die Senkung des erhöhten Hirndruckes. Durch Anheben des Systemblutdruckes über die Norm wird normalerweise keine verbesserte Hirndurchblutung erreicht. Die Kurven laufen in diesem Bereich deutlich flacher.

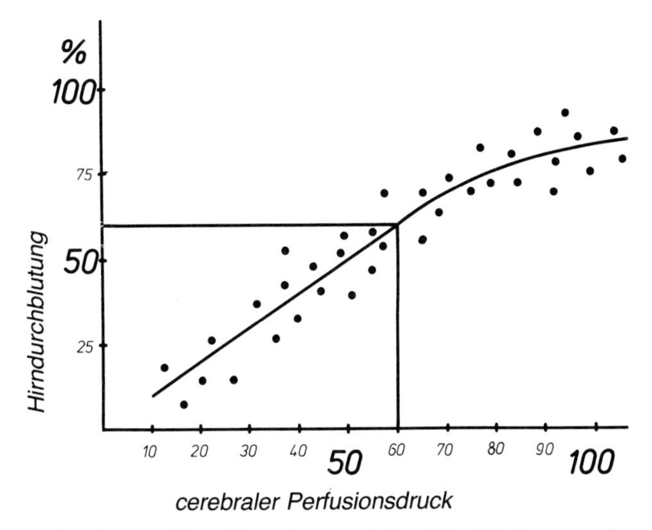

Abb. 30. Bei Patienten mit gestörter Autoregulation führt Verringerung des cerebralen Perfusionsdruckes zur Abnahme der Hirndurchblutung (eigene Untersuchungen bei Patienten mit Schädel-Hirntrauma). Cerebraler Perfusionsdruck = Differenz von mittlerem arteriellen Blutdruck und intrakraniellem Druck

Bei hypertonen Blutdruckwerten bestehen zwei große Gefahren:

- Durch Anstieg des capillären Filtrationsdruckes wird die Hirnödemneigung verstärkt.
- Bei kompletter Vasoparalyse im Stadium der Volumen-Dekompensation (Kap. D) kann der erhöhte Blutdruck über die Vermehrung des cerebralen Blutvolumens einen akuten Anstieg des intrakraniellen Druckes verursachen.

Aus diesen Gründen müssen hypertensive Blutdruckkrisen rasch und effektiv therapiert werden.

Am günstigsten ist ein Perfusionsdruck um 75 mm Hg (d. h. intrakranieller Druck ~ 15 mm Hg, mittlerer arterieller Blutdruck ~ 90 mm Hg).

Zur besseren Kontrolle ist in schwierigen Situationen (Hirnstammschädigung mit Entgleisung der Blutdruckregulation, längere Entwässerung) – ergänzend zur intrakraniellen Druckmessung – die blutige Blutdruckmessung unerläßlich (Abb. 31).

Ein Differenzrechner zwischen den beiden Elektromanometern kann dann direkt die Höhe des cerebralen Perfusionsdruckes anzeigen.

III. Therapeutische Beeinflussung der Hirndurchblutung

Die sicherste Prophylaxe zur Verhinderung lokaler oder generalisierter cerebraler Ischämien ist das ausreichende Sauerstoffangebot und die Normalisierung der Kreislaufverhältnisse. Herzrhythmusstörungen, Tachykardien bzw. Bradykardien müssen rasch und effektiv therapiert werden. Nach Verlust der Autoregulation können Herzfrequenzen unter 50/min zu einer starken Reduktion der Hirndurchblutung führen.

Große Untersuchungsreihen mit regionalen Hirndurchblutungsmessungen haben gezeigt, daß es nur wenige *Medikamente* gibt, die tatsächlich eine Verbesserung der Hirndurchblutung herbeiführen.
Diskutiert werden die Zufuhr *onkotischer Lösungen* zur Verbesserung der Blutviscosität mit reaktivem Anstieg der Capillardurchblutung.
Ergotaminpräparate scheinen ebenfalls einen positiven Einfluß auf die Enstrombahn zu haben. Sie fördern zugleich die Sauerstoff-Utilisation. Untersucht wurde besonders das Dihydroergotoxin (Hydergin).
Auf die Möglichkeit durch *Hyperventilation* eine Verschiebung des cerebralen Blutvolumens zu erzielen, wurde schon hingewiesen. Die erreichte Hypokapnie bewirkt durch Vasoconstriction in ungeschädigten Arealen eine Verminderung des cerebralen Blutvolumens mit nachfolgendem Abfall des intrakraniellen Druckes. Gleichzeitig kann die Durchblutung über den geschädigten Arealen deutlich an-

steigen. Dieses Verhalten wird als „Inverse-Steal-Symptom“ bezeichnet. Allerdings sollten die pCO_2-Werte nicht unter 32 mm Hg abfallen, um nicht in den gesunden Arealen eine Gewebshypoxie herbeizuführen.

Wie die Erfahrungen verschiedener Untersucher gezeigt haben, ist der praktische Wert einer längerdauernden Hyperventilation stark umstritten.

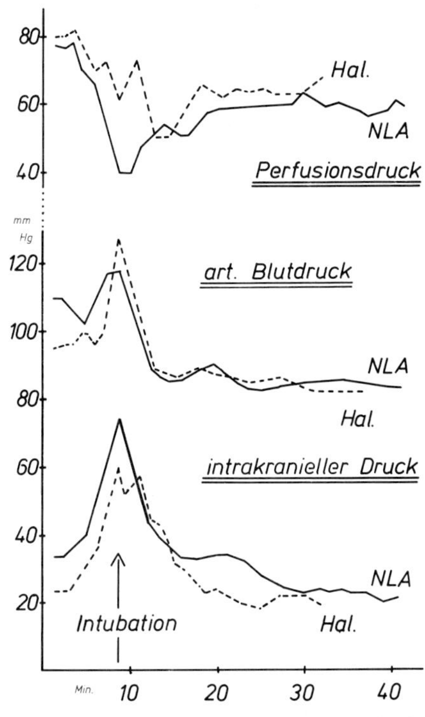

Abb. 31. Einfluß verschiedener Narkoseformen auf arteriellen Blutdruck, Hirndruck und cerebralen Perfusionsdruck (Hal = Halothan, NLA = Neurolept). Bei gestörter Autoregulation ist der cerebrale Perfusionsdruck ein Maß für die Hirndurchblutung

Unter kontinuierlicher Messung des intrakraniellen Druckes konnte gezeigt werden, daß der hirndrucksenkende Effekt nach einiger Zeit nachläßt, oder sogar eine paradoxe Wirkung auftritt (Anstieg des intrakraniellen Druckes unter Hyperventilation).
Deswegen scheint diese Methode mehr zur *Therapie akut auftretender Hirndruckspitzen,* etwa bei Intubation während der Narkosevorbereitung, oder der Akutbehandlung hirngeschädigter Patienten im NAW oder Hubschrauber, geeignet.
Neuere experimentelle Arbeiten berichten über die Möglichkeit, durch *Pufferlösungen* die Gewebsacidose in traumatisierten Gebieten zu therapieren und damit die Ansprechbarkeit der Gefäße auf CO_2-Änderungen wiederherzustellen. Hierzu gibt es ergänzend klinische Beobachtungen, welche nach schwerem Schädel-Hirntrauma das Liquor-pH häufig stark erniedrigt fanden.
Die günstigste Wirkung scheint die Zufuhr von Tris-Puffern (Tham) wegen der besseren intrazellulären Wirkung zu haben (Kap. D).

G. Säure-Basen-Haushalt

Die vitalen Funktionen sind an einen engen Bereich der Wasserstoffionenkonzentration gebunden.
Da sowohl exogen wie auch endogen zahlreiche saure bzw. basische Substanzen anfallen, verfügt der Organismus über verschiedene Mittel, um diesen Bereich weitgehend stabil zu halten:

- sofortige Pufferung (Neutralisation) intra-oder extracellulär
- pulmonale Ausscheidung von CO_2
- renale Elimination basischer oder saurer Substanzen.

Die wichtigste Puffermöglichkeit ist das Kohlensäure-Bicarbonatsystem, an dessen Aufrechterhaltung sowohl die Niere als auch die Lunge beteiligt sind.

Die normale Relation $\left[\frac{\text{Kohlensäure}}{\text{Bicarbonat}}\right]$ ist $\frac{1}{20}$.

Senkung des pH-Wertes (Acidose) erfolgt sowohl durch Erhöhung des CO_2-Druckes wie auch durch Abnahme des Bicarbonatgehaltes. Erhöhung des pH-Wertes (Alkalose) wird durch Verminderung des CO_2-Druckes oder Erhöhung des Bicarbonatgehaltes bewirkt.
Das Verhältnis wird durch die Gleichung

$$pH = 6{,}1 + \frac{HCO_3}{H_2CO_3}$$

ausgedrückt, wobei 6,1 die Dissoziationskonstante darstellt. Der Normalwert des Blutes liegt bei pH = 7,38 (7,35–7,43).
Grundsätzlich ist der Organismus bemüht, das Verhältnis

$$\left[\frac{\text{Kohlensäure}}{\text{Bicarbonat}}\right]$$

konstant zu halten. Das heißt, Verminderung des Bicarbonates führt zur vermehrten pCO_2-Abgabe und umgekehrt.

- Ursachen der Acidose:
  ① Anstieg der Wasserstoffionen in der Körperflüssigkeit:
    a) vermehrte endogene Produktion durch Stoffwechselprozesse
    b) vermehrte exogene Zufuhr
    c) verminderte renale Elimination
  ② Verlust von Basen
  ③ Abnahme der pulmonalen Ausscheidung des CO_2.

- Ursachen der Alkalose:
  ① Vermehrter endogener Basenanfall
  ② Verlust von H^+ Ionen
  ③ Verstärkte pulmonale CO_2-Abgabe.

Veränderungen des Säure-Basen-Haushaltes können einerseits durch Stoffwechselvorgänge hervorgerufen werden. Diese bezeichnet man als *metabolische Entgleisung.*

Respiratorische Störungen hingegen werden primär durch eine Veränderung der pulmonalen CO_2-Abgabe bewirkt.
Vereinfacht kann die Gleichung aufgestellt werden:

$$pH = pK' + \frac{\text{Niere}}{\text{Lunge}}.$$

> Dies bedeutet: Jede Veränderung im Säure-Basen-Haushalt wird zunächst durch das Komplementär-Regulations-Organ aufgefangen. Solange dies gelingt, bleibt das pH im Normbereich, die Veränderung ist kompensiert.

So werden primär metabolische Entgleisungen durch verstärkte pulmonale CO_2-Abgabe (bei Acidose) oder CO_2-Retention (bei Alkalose) ausgeglichen.
Respiratorische Störungen führen umgekehrt bei Acidose mit Abfall des pCO_2 zu vermehrter, bei Alkalose (Anstieg des pCO_2 zu verminderter Ausscheidung des HCO_3.
Wird die Kapazität der Puffermöglichkeiten erschöpft, kommt es zu pH-Änderungen, die Störung ist dekompensiert (Tabelle 28).

Tabelle 28. Störungen im respiratorischen und metabolischen System und ihre Auswirkungen auf Säure-Basen-Status und Blutgase

1. Störungen im respiratorischen System	Primäre Veränderung		Folge auf	Kompensation		
	pO_2	pCO_2	pH	StB	BE	pH
a) Hypoventilation	↓	↑	↓	↑	↑	↗n
b) Hyperventilation	n	↓	↑	↓	↓	↘n
c) Shunt	↓	n	n	∅	∅	∅
d) Diffusionsstörung	↓↓	(n)↑	↓	↑	↑	↗n
Eingeteilt nach:						
respiratorische Acidose	↓	↑	↓	↑	↑	↗n
respiratorische Alkalose	n	↓	↑	↓	↓	↘n
2. Störungen des Metabolismus	StB	BE		pO_2	pCO_2	
a) Acidose	↓	↓	↓	n	↓	↗n
b) Alkalose	↑	↑	↑	n	↑	↘n

I. Laborbestimmungen

- Kohlensäuredioxidpartialdruck (pCO_2) ist demnach ein Maß für die respiratorische Seite des Säure-Basen-Gleichgewichtes (normal pCO_2 = 40 mm Hg).
  Standardbicarbonat und *Basenabweichung* sind ein Maß für die metabolische Komponente:
- Bicarbonatgehalt des Plasmas unter Standardbedingungen pCO_2 = 40 mm Hg, T = 37° C, volle O_2-Sättigung.
  Normalwert 24 mmol/l.
- Basenabweichung:
  Direkte Angabe der Basenkonzentration im voll oxygenisierten Blut. Normalwert −3 bis +3 mVal/l.
  Positive Werte geben einen Säuremangel (Alkolose), negative einen Säureüberschuß (Acidose) an.

Vorgehen: pO_2, pCO_2, pH werden im arteriellen Blut bestimmt. Bicarbonat und Basenabweichung können dann anhand entsprechender Tabellen festgelegt werden.

1. Metabolische Acidose

Die häufigste Form ist die metabolische Acidose. Ursache ist ein *Überschuß saurer Valenzen* bei Gewebshypoxie. Diese wird normalerweise Folge einer allgemeinen Hypoxidose sein. Ferner bei *unphysiologisch hohen Stoffwechselsteigerungen* (Fieber, Krampfanfall, Delir oder Beschleunigung des Energieumsatzes im Hunger).
Ein typisches Beispiel ist die diabetische Ketoacidose.
Bei unzureichender intracellulärer Glucosekonzentration kommt es zu einer Zunahme des Fettumsatzes mit Anhäufung von β-Hydroxidbuttersäure und Acetessigsäure.
Da beide Säuren nahezu völlig dissoziiert sind, kommt es zu einer starken Zunahme der H^+-Ionen.
Weitere Ursachen sind: Verluste körpereigener Basen (Ileus, Magen-Darm-Sekrete) und renale Insuffizienz mit verminderter Ausscheidung von H^+-Ionen.
An *Labordaten* findet sich zunächst eine Verminderung des Bicarbonates im Plasma. Das pH wird zunächst durch vermehrte CO_2-Abgabe konstant gehalten.
Kann die fallende Bicarbonatkonzentration pulmonal nicht mehr ausgeglichen werden, fällt das pH als Ausdruck der Dekompensation zum sauren Bereich.
Die *Therapie* besteht einmal in der Behandlung der Ursache, z. B. effektive Schockbekämpfung zur Verbesserung der Gewebsperfusion, Unterbrechen von Krampfanfällen, Sedierung unruhiger Patienten oder frühzeitige Intubation und Beatmung.
Medikamentös werden alkalisierende Substanzen eingesetzt (Natriumbicarbonat). Dosierung: $\times$ ml molares Bicarbonat = Basenüberschuß $\times$ 0,3 $\times$ kg KG. Unterstützend sollte hyperventiliert werden, um durch vermehrte CO_2-Ausscheidung über die Lunge eine Kompensation herbeizuführen.

2. Respiratorische Acidose

Die respiratorische Acidose tritt bei Störungen der Lungenfunktion mit Behinderung der pCO_2-Abgabe auf. Kennzeichnend ist deswegen der Anstieg des arteriellen pCO_2.

Normalerweise wird sie durch eine Hypoventilation bedingt, so daß gleichzeitig eine ausgeprägte Hypoxie gefunden wird. Die *Ursachen* können peripher (Verlegung der Atemwege), pulmonal (Serienfrakturen, Lungenödem, Atelektase), neuromuskulär (Myasthenie, Polyneuropathie) oder zentral (akute Hirnfunktionsstörung, Intoxikation) liegen.
Die *Therapie* besteht in der Beseitigung der mechanischen Faktoren (Intubation) und Respiratorbeatmung, eventuell mit positiven endexspiratorischen Drücken (PEEP).

3. Metabolische Alkalose

Diese ist charakterisiert durch erhöhtes Bicarbonat, positiven Basenüberschuß und steigende pH-Werte. *Ursachen* sind: Verlust saurer Valenzen (Ableitung von Magensaft bei Magen-Darm-Atonien, Erbrechen), Abgabe von Kalium und Chlor bei diuretischer Therapie, übermäßige Zufuhr alkalisierender Lösungen, Rentention von Basen sowie übergroße Transfusionen.
Therapeutisch kommt neben der Behandlung des Grundleidens bei Verlusten saurer Valenzen die Zufuhr von Chlor-Ionen (KCl 7,45%) in Frage.
Entgleiste metabolische Alkalosen mit Anhäufung basischer Substanzen können mit Salzsäure therapiert werden (100 ml n/10 HCl Lösung in 900 ml 5% Glucose).

4. Respiratorische Alkalose

Die respiratorische Alkalose ist häufig nach zentral oder psychogen bedingter Hyperventilation mit übermäßiger CO_2-Abgabe zu beobachten.
Zur Kompensation retiniert die Niere Wasserstoff im Austausch gegen Kalium und Bicarbonat. Deswegen muß die *Therapie* frühzeitig ansetzen, um die sekundäre metabolische Acidose zu vermeiden. Mittel der Wahl ist die kontrollierte Beatmung unter Sedierung bzw. Relaxierung des Patienten.
Tabelle 29 gibt zusammenfassend die wichtigsten therapeutischen Maßnahmen bei Störungen des Säure-Basen-Haushaltes wieder.

Tabelle 29. Therapeutische Maßnahmen bei Störungen im respiratorischen und metabolischen System

Respiratorische Störungen	Therapeutische Konsequenzen	
	Behandlung der Ursachen	Behandlung der Symptome
I. Hypoventilation	1. Behandlung des Grundleidens 2. Gezielte Behandlung a) Bei Depression des Atemzentrums durch Analgetica: Allylnorphingabe, durch Narkotica: Fortsetzung der Beatmung, keine Analeptica. b) Bei Störungen der peripheren Atmung durch Restcurarisierung od. Myasthenie: Prostigmingabe, durch Schmerzen: Analgeticagabe. c) Bei Veränderungen der Lunge und Luftwege durch Obstruktion: Freimachen der Atemwege durch endobronchiales Absaugen; Asthmolyticabehandlung.	Erhöhung der alveolären Ventilation: a) Totraumverkleinerung durch: Intubation, Tracheotomie, Senkung der Atemfrequenz. b) Maschinelle Beatmung: kurzzeitig intermittierend assistiert kontrolliert mit entsprechend langsamer Atemfrequenz von ca. 12 AZ/min und einem O_2-Anteil von ca. 30%. PEEP-Beatmung
II. Hyperventilation	a) Bei erhöhtem Stoffwechsel: medikamentöse u. physikalische Senkung der Temperatur und des Stoffwechsels. b) Bei Sauerstoffmangel: O_2-Therapie; bei gleichzeitiger met. Acidose: zusätzliche Pufferung der überschüssigen Wasserstoffionen	Reduzierung des Atemminutenvolumens. Bei Atemfrequenzen über 25 AZ/min → maschinelle kontrollierte Beatmung. Sedierung Relaxierung

Tabelle 29 *(Fortsetzung)*

Respiratorische Störungen	Therapeutische Konsequenzen	
	Behandlung der Ursachen	Behandlung der Symptome
III. Shunt (Störungen des Ventilations/Perfusionsverhältnisses)	Atelektasen: Ausdehnung der Atelektasen durch gezieltes Absaugen von Schleim und Blähen durch physiotherapeutische Atemübungen durch künstliche Totraumvergrößerung z. B. Giebelrohre durch passive Dehnung der Lunge mit Beatmungsapparaten	O_2-Therapie Intermittierend oder fortlaufend durch: a) Nasale Sauerstoffsonde 3 l/min →30% O_2 5 l/min →38% O_2 b) O_2-Plastikgesichtsmaske 10–12 l/min →60% O_2 PEEP-Beatmung
IV. Diffusionsstörung	a) Lungenstauung bzw. Lungenödem: kardiale Unterstützung Aufrechterhaltung der alveolären Ventilation Herabsetzung des Flüssigkeitsdruckes und des venösen Rückstromes Herabsetzung der Oberflächenspannung b) Interstitielle Pneumonie: Antibiotische und physikalische Pneumoniebehandlung	Erhöhung der alveolären Ventilation und O_2-Anreicherung Totraumverkleinerung und/oder maschinelle kontrollierte Beatmung (evtl. Überdruckbeatmung) mit stufenweiser O_2-Erhöhung im Beatmungsgemisch bis zur Erzielung befriedigender pO_2-Werte (Gefahr der Sauerstoffvergiftung bei langzeitiger Erhöhung der O_2-Zufuhr über 50%) bei Therapieversagen als letzte Möglichkeit extracorporale Oxygenation

Tabelle 29 *(Fortsetzung)*

Metabolische Störungen	Therapeutische Konsequenzen
I. Acidose	1. Ursächliche Behandlung des jeweiligen Grundleidens 2. Bindung und Entfernung überschüssiger Wasserstoffionen a) durch Pufferung mit Natriumbicarbonat (8,401% = 1 molar) Mengenberechnung: ml Natriumbicarbonat (1 molar) = BE × 0,3 kg KG Vorbedingung: ungestörter Abtransport für CO_2; relative Kontraindikation: Hypernatriämie b) durch Pufferung mit THAM (Trispuffer 0,3 molar) Mengenberechnung: ml THAM (0,3 molar) = BE × kg KG Vorbedingung: gute Nierenfunktion Vorteil: intrazelluläre Wirksamkeit Nachteil: Atemstillstand bei Überdosierung.
II. Alkalose (immer von Elektrolytstörungen begleitet)	1. Ursächliche Behandlung des jeweiligen Grundleidens 2. Zufuhr der fehlenden Kationen (K) und Anionen (Cl) a) KCl-Lösung (20 mVal verdünnt in Infusion zu geben) Kaliumaspartatlösung b) n/10 HCl-Lösung c) Kochsalzlösung (5,85%) d) l-Lysinchloridlösung (= 20 mVal Lysinkationen + 20 mVal Chloranionen verdünnt in Infusion zu geben) e) Arginin-HCl (als Infusionslösung im Handel) (Tutofusin Alk, Glutarsin). Dosierungen und Infusionsgeschwindigkeiten genau beachten und individuell festlegen!

II. Kombinierte Störungen des Säure-Basen-Haushaltes

Tritt z. B. eine metabolische Alkalose (Erbrechen) gemeinsam mit einem Hyperventilations-Zustand auf, ist eine Kompensation durch CO_2-Retention nicht möglich. Es kommt rasch zu einer Entgleisung des Säure-Basen-Haushaltes.

Diese Konstellation ist bei Patienten mit akuten Hirnfunktionsstörungen häufig zu beobachten.
Hingegen kommt es bei gleichzeitiger metabolischer Acidose und respiratorischer Alkalose zu einer Kompensation des HCO_3-Abfalles durch Abnahme des CO_2. Ebenso wird eine metabolische Alkalose durch eine respiratorische Acidose kompensiert (Tabelle 30).

Tabelle 30. Laborwerte bei reinen und kombinierten Störungen des Säure-Basen-Haushaltes

	pH	pCO_2	StB	BE
1. Reine Formen				
Respiratorische Acidose	↓	↑	n	n
Respiratorische Alkalose	↑	↓	n	n
Metabolische Acidose	↓	n	↓	↓
Metabolische Alkalose	↑	n	↑	↑
2. Kombinierte, sich teilweise oder vollständig kompensierende Formen				
Respiratorische Acidose u. kompensierende metabolische Alkalose	↓−n	↑	↑	↑
Respiratorische Alkalose u. kompensierende metabolische Acidose	↑−n	↓	↓	↓
Metabolische Acidose u. kompensierende respiratorische Alkalose	↓−n	↓	↓	↓
Metabolische Alkalose u. kompensierende respiratorische Acidose	↑−n	↑	↑	↑
3. Kombinierte, sich steigernde Formen				
Respiratorische und metabolische Acidose	↓	↑	↓	↓
Respiratorische und metabolische Alkalose	↑	↓	↑	↑

H. Infusionstherapie und Ernährung

I. Wasserhaushalt

Der Wasserhaushalt des Organismus macht bei Kindern 70%, bei Erwachsenen 60% des Körpergewichtes aus. Auf Grund morphologischer und biochemischer Kriterien muß unterschieden werden zwischen extra- und intracellulärer Flüssigkeit (Abb. 32).
Ausgeprägt finden sich besonders die Elektrolytunterschiede zwischen beiden Räumen. Extracellulär ist die Natrium- und Chlorkonzentration hoch, während intracellulär Kalium und Phosphor überwiegen.

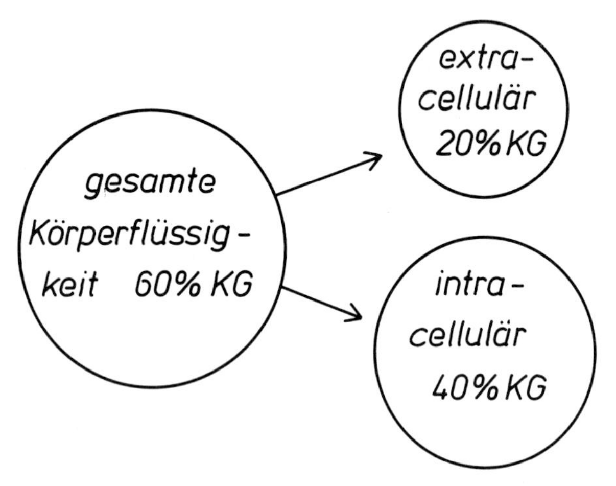

Abb. 32. Verteilung der Körperflüssigkeit beim Erwachsenen

Bei normaler Konzentration nicht-ionisierter Substanzen (Glucose, Harnstoff, Albumin) ist das Verhältnis Natrium/Wasser im extracellulären Raum entscheidend für die Osmolarität und damit für die Aufrechterhaltung der Homöostase der Körperflüssigkeit (Abb. 33). Verminderung des extracellulären Volumens wird als *Dehydration,* Zunahme als *Hydration* bezeichnet.

> Abhängig von einer gleichzeitig normaler, erhöhter oder verminderter Natriumkonzentration spricht man von isotoner, hypertoner oder hypotoner Dehydration bzw. Hydration (Tabelle 31).

Meßgrößen bei Störungen des Wasserhaushaltes:

- Zentraler Venendruck
- Blutdruck
- Urinvolumen
- Urinnatrium
- Hämatokrit
- Hämoglobin
- Plasmaprotein.

Objektiv diagnostiziert werden Veränderungen der Körperflüssigkeit durch Wiegen des Patienten. *Klinische Symptome der Dehydration*

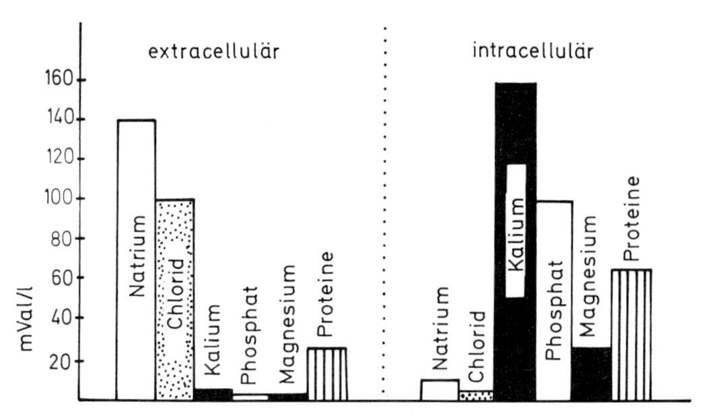

Abb. 33. Extra- und intracelluläre Elektrolytverteilung

Tabelle 31. Laborwerte bei verschiedenen Störungen des Wasserhaushaltes

Art der Störung	Extracellulärer Raum			Harn (bei normaler Nierenfunktion)	
	Ery. Hb. Prot.	Hkt.	Na^+	Na^+	Volumen
Isotone Dehydration	erhöht	erhöht	normal	erniedrigt	erniedrigt
Hypertone Dehydration	erhöht	erhöht	erhöht	erhöht	erniedrigt
Hypotone Dehydration	erhöht	erhöht	erniedrigt	erniedrigt	erhöht
Isotone Hydration	erniedrigt	erniedrigt	normal	erhöht	erhöht
Hypotone Hydration	erniedrigt	erniedrigt	erniedrigt	erniedrigt	erhöht
Hypertone Hydration	erniedrigt	erniedrigt	erhöht	erhöht	erhöht

sind: Durst, abnehmender Speichelfluß, verminderter Hautturgor, trockene Schleimhäute, tiefliegende Augen.
Bei *Hydrationszuständen* steht die *generelle Ödemneigung* – vor allem in abhängigen Partien – im Vordergrund.

1. Isotone Dehydration

Als *Ursache* kommen vor allem enterale Flüssigkeitsverluste (Erbrechen, Durchfall, Fistelbildung) sowie Blut- und Plasmaverluste (Verbrennungen, Verletzungen parenchymatöser Organe und großer Gefäße) in Frage. Die Störung betrifft überwiegend den Extracellulärraum. Klinische *Symptome* sind: Oligurie, Tachykardien, Hypertonie und Apathie.
An *Labordaten* findet sich ein konzentrierter Urin mit reduziertem Natrium- und Chloridgehalt. Hämatokrit und Hämoglobin sind erhöht, Osmolarität und Natrium im Serum normal.
Die *Therapie* besteht in der Zufuhr isotoner Elektrolytlösungen.

2. Hypertone Dehydration

Sie ist Folge einer verminderten Wasseraufnahme oder von vermehrten Wasserverlusten bei Salzretention (Fieber, Schwitzen, Diabetes mellitus, Diabetes insipidus). Nach akuten Hirnfunktionsstörungen ist diese Form die häufigste Entgleisung.

An *klinischen Symptomen* sind zu finden: Schwäche, Unruhe, Halluzinationen, cerebrale Leistungsminderung, eventuell Bewußtseinsstörungen.

Charakteristische *Laborbefunde* sind: konzentrierter Urin (spez. Gewicht über 1026), Anstieg von Serum-Natrium, Hämatokrit und Hämoglobin.

Als *Therapie* kommen elektrolytarme Lösungen zum Einsatz. Die Infusionsmenge wird nach folgender Formel berechnet:

$$\text{Liter Lösung} = \frac{\text{Na (Ist)} - \text{Na (Soll)} \times \text{kg KG} \times 0{,}2}{\text{Na (Soll)}}$$

oder

$$\begin{array}{l}\text{aktueller Wert} \\ \text{des Gesamtkörperwassers}\end{array} = \frac{\text{Na (Soll)} \times \text{Normalkörperwasser}}{\text{Na (Ist)}}.$$

3. Hypotone Dehydration

Sie tritt in der Regel nach Flüssigkeitssubstitution ohne genügenden Elektrolytersatz auf. Ferner bei gesteigerten Salzverlusten als Folge von Nebennieren bzw. Niereninsuffizienz, natriumarmer Diät oder Salzverlustsyndrom.

Die Störung betrifft überwiegend den intracellulären Raum. Bei neurologischen Intensivpatienten im höheren Lebensalter ist diese Form nicht selten anzutreffen.

Klinische Befunde: Verminderter Hautturgor, Hypotonie, Tachykardie, gesteigerte Reflexe und Bewußtseinsstörungen.

Bei den *Laborwerten* sind Serum-Natrium pathologisch erniedrigt (unter 133 mmol/l), Hämatokrit und Rest-N stark erhöht.

Als *Therapie* kommen iso- bzw. hypertone Kochsalzlösungen zum Einsatz, wobei der Natriumersatz im Vordergrund steht.

4. Hypertone Hyperhydration

Diese Form wird mit Ödembildung und stark erhöhtem Serum-Natrium in der neurologischen Intensivpflege nur selten auftreten.

5. Isotone Hyperhydration

Sie ist häufiger zu beobachten. Es tritt eine allgemeine Ödemneigung – vor allem bei Herzinsuffizienz, Leberzirrhose und Nierenerkrankungen – auf.
Als *Therapie* kommt neben der Behandlung der Grunderkrankung sowie der Substitution von Albumin eine Entwässerung durch Osmo- und Saludiuretica in Betracht.
Die *hypotone Form* ist gekennzeichnet durch einen Wasserüberschuß bei erniedrigter Serumosmolarität. Häufigste Ursache ist die übermäßige Zufuhr elektrolytfreier Lösungen. Neben dem ausreichenden Elektrolytersatz kommen Diuretica zum Einsatz (Abb. 34).

II. Flüssigkeitsbedarf

Ein *Erwachsener* hat einen täglichen Wasserbedarf von etwa 35 ml/kg KG. Das entspricht einer Infusionsmenge von 2000–2500 ml/Tag.

> Wasserbedarf des Erwachsenen Patienten:
> Wasserbedarf/24 Std ~ 35 ml/kg KG,
> Erwachsene 75 kg ~ 2500 ml (Kinder s. Abb. 36).

Bei kleinen *Kindern und Säuglingen* liegt der tägliche Wasserbedarf deutlich höher (Kap. L). Die Berechnung erfolgt entweder an Hand von Nomogrammen nach der Körperoberfläche oder einfacher auf Grund des Alters nach dem zugehörigen Körpergewicht.

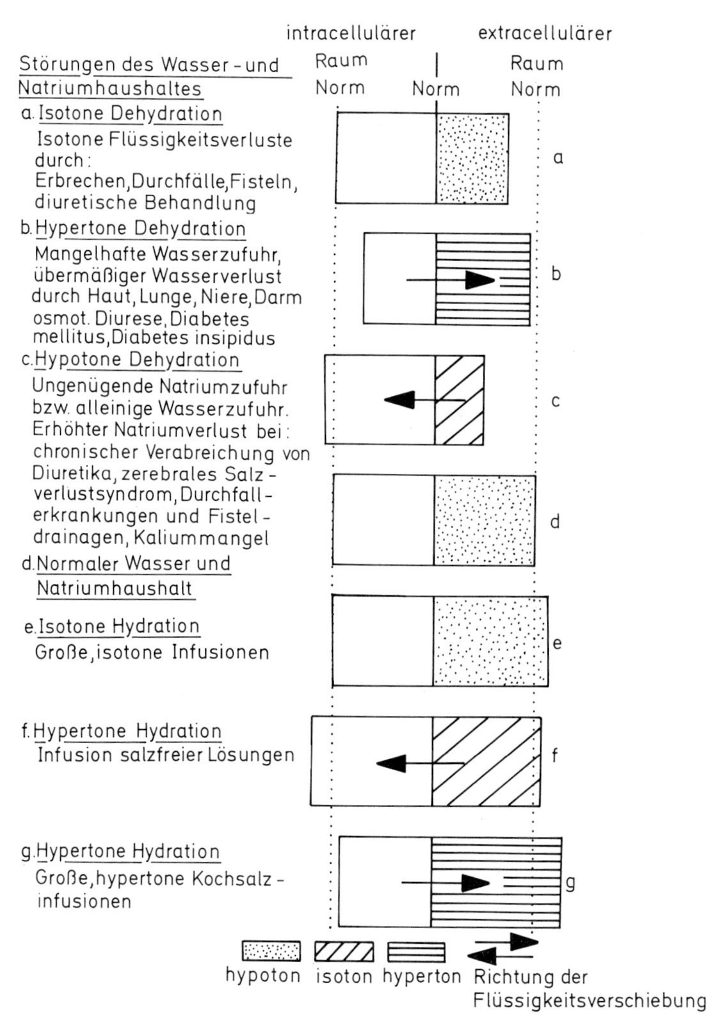

Abb. 34. Störungen des Wasser- und Natriumhaushaltes

Richtwert zur Gewichtsbestimmung aufgrund der Körpergröße (Größe in cm minus 100 minus 10% ~ Gewicht in kg).

Die *Flüssigkeitsabgabe* ist bedingt durch Ausscheidung über die Nieren (1000–1500 ml), ferner Verdunstung über Lunge und Haut = Perspiration insensibilis. Bei Beatmung oder ausreichender Anfeuchtung der Atemluft, ist dieser Wert niedriger. Perspiration insensibilis (ml) = 15–20 ml/kg KG/24 Std.
Pro 0,1 Grad Temperaturerhöhung über 38° C muß eine Menge von 0,2 ml/kg KG/24 Std hinzugerechnet werden.
Verluste können ferner über die Magensonde und den Darm auftreten. Bei ausgeprägter Magen-Darm-Atonie kann diese Menge durchaus 1000–1500 ml/Tag ausmachen.
Auf der positiven Seite steht das endogene Wasser des Stoffwechsels mit etwa 300 ml/Tag.

Rechnerisch wäre demnach bei Normothermie eine tägliche Flüssigkeitsmenge von etwa 500 ml über den täglichen Flüssigkeitsbedarf zu Grunde zu legen.

Wegen des *drohenden Hirnödems* hat für Patienten mit akuten Hirnfunktionsstörungen schon eine leichte Überwässerung ungünstigere Folgen, als eine ausgeglichene oder leicht negative Flüssigkeitsbilanz. Es sollte deswegen unter Beachtung des klinischen Befundes (Hautturgor, Feuchtigkeit der Zunge, periphere Ödeme, zentraler Venendruck) so therapiert werden, daß zunächst nur der tägliche Flüssigkeitsbedarf voll ersetzt wird. Die Perspiratio insensibilis bleibt unberücksichtigt. Liegt die Urinausscheidung unter der Einfuhr, wird durch Gabe von Saludiuretica (Lasix) die Bilanz ausgeglichen bzw. leicht negativ gestaltet. Überschießende Urinausscheidung in Verbindung mit nachlassender Konzentration (heller Urin) legt nach Schädel-Hirntrauma oder Hirnstammprozessen immer den Verdacht auf einen beginnenden *Diabetes insipidus* nahe. Diese Zustände müssen durch frühzeitige Gabe von Adiuretinderivaten (Minirin) abgefangen werden. Der Flüssigkeitsausgleich hat dann, wie schon angeführt, vorsichtig über mehrere Tage zu erfolgen, um den Patienten nicht akut zu überwässern. Zuschläge bei Hyperthermie erfolgen erst

bei längerer Erhöhung über 38,5° C. *Magen-Darm-Sekrete* unter 500 ml bei Erwachsenen werden zu 1/3, bei Kindern zur Hälfte, über 500 ml bei Erwachsenen halb, bei Kindern voll substituiert.
Bei Säuglingen unter einem Jahr muß die Bilanzierung sehr genau erfolgen. Hier entspricht ein Wasserverlust von 10% des Körpergewichtes schon einer schweren Exsiccose.

> Bei neurologischen Intensivpatienten sollte die Flüssigkeitsbilanz wegen der Gefahr der Hirnschwellung leicht negativ gehalten werden. Voraussetzung ist Flüssigkeitszufuhr entsprechend den Bedarfswerten.
> Bilanz: (Normothermie < 38° C)
> Einfuhr ~ 5% unter Ausfuhr.

III. Elektrolythaushalt

Der Erhaltungsbedarf für Elektrolyte ist bei *Natrium* mit 1,5–2,5 und *Kalium* 1–2 mVal/kg KG pro Tag zu veranschlagen. Das bedeutet, daß bei einem Erwachsenen etwa 140 mVal Natrium, 70 mVal Kalium und 140 mVal Chlor pro Tag zugeführt werden müssen (Tabelle 32).
Die *Substitution* erfolgt nach der Formel:

Elektrolydefizit = Körpergewicht × 0,2 × (Normwert minus Istwert).

Am zweckmäßigsten werden molare Elektrolyt-Konzentrate benutzt, wobei 1 ml gleich 1 mVal des zu ersetzenden Elektrolytes entspricht.

Tabelle 32. Bedarfswerte der wichtigsten Elektrolyte

Natrium	1,5–2,5 mVal/kg KG/24 Std ~ 140 mVal
Kalium	1,0–2,0 mVal/kg KG/24 Std ~ 70 mVal
Chlor	1,5–2,5 mVal/kg KG/24 Std ~ 140 mVal

Die gezielte Elektrolytsubstitution ist besonders wichtig, wenn keine voll äquilibrierten Lösungen benutzt werden, die schon den Tagesbedarf an Elektrolyten enthalten (z. B. 20% Glucose). Hier sollten routinemäßig mindestens 20 mVal Kalium und 40 mVal NaCl in 500 ml Flüssigkeit zugesetzt werden.

Bei Kalium sollte die Substitution 20 mVal/Std nicht überschreiten.

Eine rasche Behandlung erfordern *Serum-Kalium-Werte über 5,5–6 mmol/l.* Zur Akuttherapie werden Infusionen mit 500 ml 20% Glucoselösung und 50 E Altinsulin durchgeführt (Infusionsgeschwindigkeit ~ 50 ml/Std). Ferner 10 ml Calciumgluconat 10% und 20 ml Natriumhydrogencarbonat (1molare Lösung) intravenös. Orale oder rectale Gabe von *Ionenaustauschern* (Sorbisteril) fördern die Ausscheidung über den Magen-Darm-Trakt.

Calcium-Stoffwechsel: gesteigerte Reflexe, Muskelkrämpfe, Laryngospasmus sowie Tachykardien sind klinische Symptome der Hypokalzämie. An Labordaten bestehen ein Plasmacalcium unter 4,5 mVal/l sowie Hyperphosphatämie über 2,7 mVal/l.
Therapeutisch kommt 10 ml der 10% Calciumgluconat-Lösung intravenös zum Einsatz.
Durch Rückatmung in einen Plastikbeutel entsteht eine respiratorische Acidose, die wiederum zur vermehrten Dissoziation von Calcium führt.

IV. Ernährung

1. Calorien- und Aminosäurenbedarf

Die akute und subakute Phase ist gekennzeichnet durch eine *ausgeprägte katabole Stoffwechsellage.* Durch zentrale Regulationsstörungen kann der Energiebedarf von 1800 kcal auf 3000–5000 kcal/Tag ansteigen. Die gleichzeitig zunehmende Abbaurate des Körpereiwei-

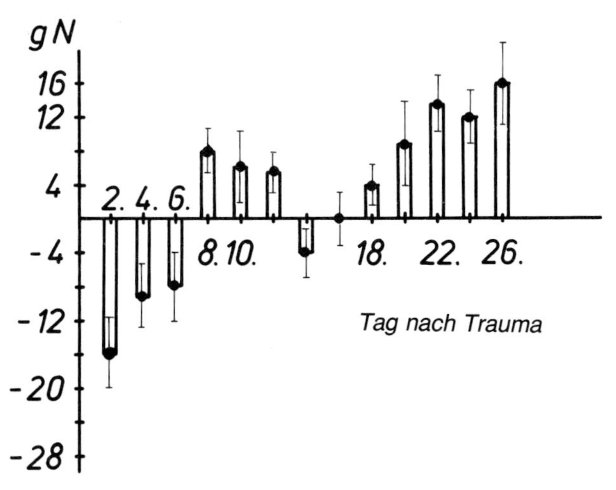

Abb. 35. Stickstoffverluste bei 6 Patienten mit schwerem gedeckten Schädel-Hirntrauma

ßes führt zu *negativen Stickstoffbilanzen,* die bis zu 30 g/Tag ausmachen können (Abb. 35). Das Nervensystem ist in seinem Energiebedarf weitgehend von Glucose abhängig. Bei mangelnder Zufuhr wird diese überwiegend im Rahmen der Gluconeogenese durch den Abbau von Aminosäuren gebildet.
Der Bestand an freien Aminosäuren ist jedoch außerordentlich gering. Er beträgt beim Erwachsenen etwa 60–70 g. Die weitere Bereitstellung von Aminosäuren kann nur durch den Abbau körpereigener Proteine erfolgen. Hierdurch wird das bestehende Proteindefizit weiter vergrößert.

Dieser Vorgang läßt sich nur durch eine frühzeitige und ausgewogene Zufuhr von Aminosäuren und Energieträgern unterbrechen.

Bedingt durch die initial bestehende *Magen-Darm-Atonie* muß diese Therapie rein *parenteral* beginnen.
So früh wie möglich kommt die *enterale Zufuhr* über die Magensonde ergänzend hinzu.

Zur Deckung der Stickstoffverluste sind Vollblut- bzw. Serumkonserven nicht geeignet. Wie schon erwähnt, müssen Plasmaproteine zunächst zu Aminosäure abgebaut werden, um für den Stoffwechsel nutzbar zu sein. Bei einer Halbwertszeit von 21–28 Tagen steht der Stickstoff aus den Plasmaproteinen nicht akut zur Verfügung.
Deswegen werden heute Lösungen kristalliner L-Aminosäuren bevorzugt.
Wichtig ist, daß alle acht essentiellen Aminosäuren enthalten sind. Ferner Histidin, Arginin, Prolin, Alanin, Glutaminsäure, Asparaginsäure, Glycin und ausreichend Kalium. Letzteres ist notwendig, da der Aufbau körpereigener Proteine ohne Kalium nicht möglich ist. Wie Untersuchungen zeigten, beträgt die Utilisationsrate dieser Lösung bis zu 90%.
Als *Richtwert* ist die Zufuhr von 1 g Aminosäure pro kg KG/24 Std anzusehen, wobei 25 g Aminosäure etwa 4 g Stickstoff entspricht.
Die *Einlaufgeschwindigkeit* darf 10 g Aminosäure/Std, entsprechend 1,5 g Stickstoff, nicht überschreiten. Andernfalls nimmt der Aminosäurespiegel im Serum stark zu. Das heißt, daß von der 10%igen Lösung (z. B. Aminofusion forte) maximal 100 ml/Std, von der 5%igen Lösung (Aminofusin 600) maximal 200 ml/Std infundiert werden dürfen.
Um eine Proteinsynthese zu ermöglichen, müssen ferner *ausreichend Calorien* bereitgestellt werden. Zur optimalen Nutzung werden pro 1 g Aminosäure 30 kcal an Energie benötigt (Tabelle 33).

2. Energieträger

Die früher geübte Zufuhr von Fettemulsionen hat sich nicht bewährt. Bei zahlreichen Untersuchungen war es nicht möglich, hiermit ausgeglichene Energiebilanzen zu erzielen. Deswegen erfolgt die Caloriensubstitution in der Regel durch Kohlenhydrate.

Die meisten Autoren geben heute Gemischen von Fructose, Glucose, Xylit im Verhältnis 2 : 1 : 1 den Vorzug. Diese Kohlenhydrate werden im Stoffwechsel über weite Strecken unabhängig umgesetzt.

Tabelle 33. Hinweise zur Infusion von Aminosäurelösungen

Aminosäure:	1 g pro kg KG/24 Std pro 1 g ~ 30 kcal zusätzlich
Infusion:	max. 10 g Aminosäure/Std Aminofusion 10% max. 100 ml/Std Aminofusin 5% max 200 ml/Std
Umrechnung:	25 g Aminosäure ~ 4 g Stickstoff

Einige Ergebnisse sprechen jedoch dafür, daß auch hochprozentige *Glucose als alleiniger Energieträger* ausreicht. Glucose findet in den Nervenzellen die günstigste Verwertung, wenn Altinsulin zugesetzt wird. Die Dosierung ist ca. 24 E Altinsulin in 500 ml der 20%igen Glucoselösung.

Limitiert wird diese Ernährungsform durch die maximal zulässige Flüssigkeitsmenge und die Höhe der Substratkonzentration.

Optimale Verwertungsraten werden beobachtet, wenn die Dosierung des Gemisches, aber auch bei Glucose allein, 0,5 g/kg KG/Std nicht überschreitet.

Das entspricht bei einem 70 kg schweren Erwachsenen etwa 20–40 Tr./min der 20%igen und 15–20 Tr./min der 40%igen Lösung.

> Als Höchstdosis wird bei kompletter parenteraler Ernährung 3 g Fructose/kg KG/24 Std angegeben.

40%ige Lösungen dürfen wegen der Venenreizung nur über einen Cava-Katheter infundiert werden.

Wegen der limitierten Flüssigkeitsmenge und der zunehmenden Serumosmolarität ist bei Patienten mit akuten Hirnfunktionsstörungen eine frühzeitige *Kombination von enteraler und parenteraler Ernährung* zu empfehlen. Es stehen heute eine Reihe Fertigpräparate zur Verfügung, die auch hinsichtlich der Fett-Kohlenhydrat-Eiweiß-Zusammensetzung variiert werden können. Bei den meisten Präparaten sind ebenfalls schon die wichtigsten *Spurenelemente* enthalten.

Selbstverständlich darf eine parenterale Ernährung mit hochprozentigen Zuckergemischen nur unter engmaschiger Kontrolle der wichtigsten *Laborparameter,* einschließlich der *Serumosmolarität,* durchgeführt werden. Bei steigender Osmolarität muß ausreichend freies Wasser zur Verfügung gestellt werden (Tabelle 34).

Tabelle 34. Infusionsschema bei rein parenteraler bzw. gemischter Ernährung

1. Rein parenteral	2. Enteral bzw. teilweise oral	
Infusionslösungen:		*Infusionslösungen:*
1500 ml Calorische (25% oder 37,5%)	8 × 150 ml Sonde bzw. oral	1000 ml Calorische (25%)
500 ml Aminosäuren (10%)		500 ml Aminosäuren (10%)
500 ml Elektrolyt		
+ E-lyte Erhaltungsbedarf (Tabelle 32)		

3. Ernährungsform

Während der frühen Phase nach dem Ereignis bestehen häufig ausgeprägte *Magen-Darm-Atonien.* Deswegen sollten zunächst nur Antacida (Gelusil-Lac) per Sonde oder per os verabreicht werden. Die Patienten erhalten etwa 20 ml stündlich. Anschließend bleibt die Sonde für 15–20 min abgeklemmt, um danach das Sekret abfließen zu lassen.

Sobald die *Sekretproduktion* nachläßt und *Darmgeräusche* auskultierbar sind, werden zunächst portionsweise kleine Mengen Sondennahrung gegeben (ca. 6 × 1 ml/kg KG), anschließend wird die Sonde mit Tee (25–50 ml) durchgespült. Unter Berücksichtigung des klini-

Tabelle 35. Mit Aufbau der enteralen Sondenernährung wird die parenterale Flüssigkeitszufuhr schrittweise verringert

Sondennahrung bzw. orale Ernährung:	Parenterale Flüssigkeit:
6 × 75 ml	2500 ml
6 × 150 ml	1500 ml

schen Bildes (Peristaltik, Abdomen) wird diese Menge auf 8 × 2 ml/kg KG + 50 ml Tee gesteigert.
Schrittweise wird die parenterale Flüssigkeitszufuhr auf etwa 20 ml/kg KG/24 Std verringert (Tabelle 35).

Ein ähnliches Vorgehen ist bei Patienten empfehlenswert, die noch in der Lage sind, eine gewisse, wenn auch nicht ausreichende Nahrungsmenge, oral einzunehmen. Hier sollte darauf geachtet werden, daß die gesamte Zufuhr den Richtwert von 2000–2500 ml/24 Std erreicht. Ein ausreichendes Aminosäureangebot ist ebenfalls notwendig.

Bei Unverträglichkeitszeichen (Durchfall, Erbrechen) muß die parenterale Zufuhr reduziert werden. In diesen Fällen hat sich die *alternierende Gabe von Antacida und Sonde* bewährt.
Bei starken *Durchfällen* setzen wir ballastfreie Sondennahrung ein (Vivisorb etc.). Wegen der ausgeprägten Hyperosmolarität muß hier mit sehr kleinen Mengen begonnen werden (0,5 ml/kg KG 3 stündlich).
Nach akuten Hirnfunktionsstörungen sollte die kombinierte parenterale-enterale Ernährung das Mittel der Wahl sein. Neben der ausreichenden Calorienzufuhr bei limitierter Flüssigkeitsmenge ist nur auf diesem Wege eine Vermeidung von Streßulcera möglich. Betont sei nochmals, daß die *Zufuhr von Antacida* direkt nach der Verlegung zur Intensivstation beginnen muß und die enterale Ernährung zum frühestmöglichen Zeitpunkt einzusetzen hat.

Im eigenen Material liegt bei dem beschriebenen Vorgehen, trotz Einsatz extrem hoher Steroiddosen, der Prozentsatz von Magen-Darm-Blutungen bei unter 1%.

J. Infektionen

Bewußtseinsgestörte Patienten sind bei längerer Liegezeit durch bakterielle Infekte extrem gefährdet. Prädilektionsstellen sind die Atem- sowie die ableitenden Harnwege. Ursächlich kommt die Minderung körpereigener Resistenz als Folge der katabolen Stoffwechsellage sowie Wegfall der als Filter dienenden Luft- und Harnwege nach Einlage von Tubus bzw. Blasenkatheter in Betracht.

Entzündungen im Bereich der Liquorräume gehören hingegen zu den Seltenheiten. Ausnahmen sind Patienten mit offenen Hirnverletzungen oder Liquorfisteln nach Basisfrakturen, weil hier eine direkte Kommunikation zwischen Außenwelt und ZNS gegeben ist.

I. Infektionsprophylaxe

Deswegen nimmt die *Infektionsprophylaxe* im Rahmen der Intensivpflege von Patienten mit Hirnfunktionsstörungen einen breiten Raum ein. Allerdings muß einschränkend gesagt werden, daß in vielen Fällen nicht alle theoretisch denkbaren Möglichkeiten auch in der Praxis durchgeführt werden können. Gerade bei der Infektionsprophylaxe wird man einen *Kompromiß* zwischen den tatsächlichen Erfordernissen und den personellen sowie räumlichen Gegebenheiten eingehen müssen.

Voraussetzung bei allen Maßnahmen ist, daß die *Sicherheit des Patienten* nicht gefährdet wird. So wird es risikoreicher sein, den bewußtlosen Patienten zur Infektionsprophylaxe zu isolieren, als im offenen bzw. halboffenen Überwachungssystem bei dauernder Kontrolle der Bewußtseinslage und Vitalfunktionen die Möglichkeit der bakteriellen Kontaminierung einzugehen.

> Einige grundsätzliche Regeln sind jedoch unbedingt zu beachten: Die Hauptinfektionsquelle auf Intensivstationen sind in der Regel die Patienten selbst. Deswegen müssen Kreuzinfektionen vermieden werden.

Hieraus ergibt sich die Forderung nach der ausschließlichen Verwendung von sterilen *Einwegartikeln.* Diese dürfen nur bei einem Patienten und nur einmal benutzt werden. Hierzu gehören: Handschuhe, Absaugkatheter, Kanülen, Spritzen, Blasenkatheter, Stöpsel für Magensonde und Katheter, Urinbeutel.
Vor jeder Hantierung am Patienten müssen die Hände mit desinfizierender Lösung (Sterilium) gewaschen werden. Bei größeren pflegerischen Arbeiten (z. B. Betten) sollte ein Kittelwechsel stattfinden.
Wie Untersuchungen gezeigt haben, stellt das *schwächste Glied in der Infektionskette* der Respirator einschließlich dem Schlauchsystem dar.
Die Desinfektionsmöglichkeiten variieren zwar bei den einzelnen Modellen; die Schlauchsysteme einschließlich der Befeuchtungsflüssigkeit müssen jedoch täglich gegen sterile Einheiten ausgetauscht werden. Wöchentlich einmal sollte der Respirator dekontaminiert werden. Das gleiche gilt für Befeuchtungssysteme. Beim Sterilisieren der Beatmungsschläuche sind Schraubverbindungen zu lösen, um eine lückenlose Desinfektion zu gewährleisten.
In verschiedenen Kliniken hat sich der Einbau von *Bakterienfiltern* an Respiratoren bewährt. Diese sollten geschaltet werden:
① zwischen Luftanschluß und Respirator
② zwischen Respirator und Schlauchsystem auf der exspiratorischen und inspiratorischen Seite.
Einen wichtigen Punkt nimmt die *Raumdesinfizierung* ein. Mindestens zweimal täglich muß der Boden mit desinfizierender Lösung gewischt werden. Eine Gesamtdesinfektion einmal wöchentlich wäre

Tabelle 36. Die wichtigsten Maßnahmen der Infektionsprophylaxe

- Sterile Einwegartikel
- Handdesinfektion
- Täglicher Wechsel von Schlauchsystem des Respirators und Befeuchtungsflüssigkeit
- Bakterienfilter am Respirator
- Wöchentlicher Tausch des Respirators
- 2 × täglich Bodensäuberung mit desinfizierender Lösung

erstrebenswert. Allerdings hängt dies von den räumlichen Ausweichmöglichkeiten ab.
Hierbei sollten Überwachungsgeräte und sonstige Einrichtungen möglichst mitsterilisiert werden (vorherige Rücksprache beim Hersteller ist erforderlich).
Zweimal wöchentlich müssen unter sterilen Bedingungen *Abstriche* aus tiefergelegenen Anteilen der Trachea oder des Tubus sowie Katheterurin zur bakteriologischen Testung abgenommen werden (Tabelle 36).

II. Antibioticaeinsatz

Der *routinemäßige Antibioticaeinsatz* bei bewußtseinsgestörten Patienten wird immer wieder diskutiert. Von den meisten Untersuchern wird die prophylaktische Antibiotikagabe ohne direkten Erreger- bzw. Infektionsnachweis abgelehnt.
Es haben sich jedoch einige Indikationsgebiete ergeben, bei denen die frühzeitige antibakterielle Behandlung notwendig ist.
Hierzu zählen alle *Verletzungen mit Eröffnung der Liquorräume* wegen der Gefahr der anschließenden Meningitis bzw. Encephalitis.
Zum anderen sollten nach *Lungenkomplikationen* wie: Aspiration, Contusion oder Hämatothorax ebenfalls primär Antibiotica gegeben werden (Tabelle 37).
Wegen des breiten Erregerspektrums und der zunehmenden Resistenz sind ausschließlich *Breitbandantibiotica* in ausreichend hoher Dosierung einzusetzen.

Tabelle 37. Indikation zur primären antibiotischen Behandlung

- Offene Schädel-Hirnverletzungen
- Schädelbasisfrakturen mit Austritt von Blut oder Liquor aus Nase, Mund und Ohren
- Nachgewiesene Aspiration
- Patienten im stark reduzierten AZ
- Lungenkomplikation: Contusion, Hämato-Pneumothorax
- Verdacht auf bakterielle Entzündung des ZNS

Die Mittel der Wahl sind heute Cephalosporine – bei vitaler Indikation ohne eindeutigen Erregernachweis (offene Schädel-Hirnverletzung) – in Kombination mit Aminoglykosiden (Refobacin).

Wegen der zunehmenden Allergien sollten Penicillinkombinationen (z. B. Ampicillin mit Oxacillin) nur noch zweitrangig angewandt werden. Eine Ausnahme bilden bakterielle *Meningitiden oder Hirnabscesse.* Hier ist in schweren Fällen die gleichzeitige Gabe von Penicillinderivaten und Aminoglykosiden die günstigste Initialtherapie.
Die weiteren antibiotische Behandlung richtet sich dann nach dem klinischen Bild sowie den Befunden der bakteriologischen Testung.
Bei *schweren septischen Erkrankungen* scheint die Medikation von Amikacin (Biklin) und Cefoxitin (Mefoxitin) augenblicklich den größten Erfolg zu versprechen.
In der *Akutphase* wird *baktericiden* Präparaten der Vorzug vor *bakteriostatischen* gegeben. Später sind die Sulfonamid-Kombinationspräparate Mittel der Wahl (Eusaprim – Baktrim). Als Applikationsweg kommt bei bewußtlosen Patienten ausschließlich die intravenöse Form in Betracht.

Tabelle 38. Indikation verschiedener Antibiotica der 1. Wahl

Pulmonale Infekte	Penicillinderivate
Schwere Infekte	Cephalosporine + Aminoglykoside
Sepsis	Cefoxitin + Amikacin
Meningitis (bakteriell)	Penicillinderivate + Aminoglykoside
Harnwegsinfekte	Nur nach Testung

Bei längerer Bewußtlosigkeit sollte in 14tägigen Abständen zusätzlich Gamma-Globulin intravenös verabreicht werden (Tabelle 38).

Obwohl die Nephrotoxicität von Cephalosporin-Aminoglykosid-Kombinationen sicher überbewertet wurde, muß auf die Einhaltung der vorgeschriebenen Dosierungen sowie die Überwachung der Nierenfunktion unter dieser Therapie noch einmal eindringlich hingewiesen werden.

K. Besonderheiten bei einzelnen Krankheitsbildern

I. Krampfanfälle

Bei Notfallpatienten sind folgende Kategorien zu unterscheiden:
① Generalisierte oder focale, zeitlich begrenzte Anfälle
② Anfallserien
③ Folge von Anfällen, zwischen denen der Patient das Bewußtsein nicht wiedererlangt (Status epilepticus).

1. Generalisierter oder focaler Anfall

Der einmalige, *zeitlich begrenzte Anfall* erfordert normalerweise keine medikamentösen Maßnahmen.
Die Behandlung besteht in der Verhinderung von Aspiration und Vermeidung von Verletzungen des Patienten. Hierzu wird der Patient am zweckmäßigsten in die Seitenlagerung gebracht, wobei ein Gummikeil zwischen den Zähnen vor Verletzungen der Zunge und Lippen schützt.

2. Serie von Anfällen

Hält das Krampfgeschehen über die normale Zeit an (bei generalisierten Anfall ca. 1–2 min) oder tritt eine Serie von Anfällen auf, zwischen denen der Patient das Bewußtsein wiedererlangt, ist eine medikamentöse Unterbrechung notwendig. Mittel der Wahl ist Diazepam (Valium) 20 mg i. v. bzw. Clonazepam (Rivotril) 2 mg i. v. Bei Kindern kann auch Chloralhydrat rectal ausreichend sein.

3. Status epilepticus

Definiert wird der Status epilepticus als eine Folge von Krampfanfällen, zwischen denen das Bewußtsein nicht wieder erlangt wird. Gelingt es nicht, den Zustand schnell zu unterbrechen, entsteht für den Patienten auf Grund des enorm gesteigerten cerebralen Stoffwechsels und der progredienten Hypoxie eine lebensgefährliche Situation. Ursächlich werden in ⅔ der Fälle organische Prozesse wie Hirntumoren, Encephalitiden oder cerebrale Ischämie angegeben.
Die *Behandlung* muß unter intensivmedizinischen Bedingungen erfolgen, da akute Atem- oder Kreislaufdepressionen auftreten können.
Therapeutisch kommt die intravenöse Gabe von Diazepam (Valium), Clonazepam (Rivotril) oder Phenytoin (Phenhydan) zum Einsatz. Orale oder intramuskuläre Zufuhr ist wegen der verzögerten und unsicheren Resorption kontraindiziert.
Ebenso darf ohne fortlaufende EEG-Kontrolle *keine Muskelrelaxierung* vorgenommen werden, da hierbei das eigentliche Krampfgeschehen nicht beeinflußt wird.
Kommt es unter der einmaligen Zufuhr der genannten Substanz zu keiner Unterbrechung des Zustandes, werden die Medikamente, eventuell in Verbindung mit Barbituraten, im *Dauertropf* zugeführt. Eine medikamentös induzierte *Atem- oder Kreislaufdepression* muß hierbei in Kauf genommen werden (Tabelle 39).
Von einigen Autoren werden *entwässernde Maßnahmen* zur Behandlung eines möglichen Hirnödems bei Patienten im epileptischen Status vorgeschlagen.

Tabelle 39. Notfallmaßnahmen bei epileptischen Anfällen

- Verhinderung von Sekundärverletzungen
- Freihalten der Atemwege
- Hypoxie-Prophylaxe (Intubation)
- Medikamentöse Therapie persistierender Krämpfe
  Diazepam (Valium) 20–40 mg i. v.
  Clonazepam (Rivotril) 2–4 mg i. v.
  Phenytoin (Phenhydan) 250 mg i. v.
  Phenobarbital (Luminal) 200 mg i. v.
  Chloralhydrat rectal

Es gibt jedoch augenblicklich noch keine gesicherten Untersuchungen über den Zusammenhang zwischen länger anhaltenden cerebralen Krampfgeschehen und dem Auftreten einer Hirnschwellung. Eigene Untersuchungen an Patienten, die längere Zeit im Status blieben, zeigten zwar während dem Anfall erhöhten Hirndruck; dieser fiel aber sehr schnell wieder zur Norm.

II. Subarachnoidalblutungen

Ursächlich kommen in erster Linie Aneurysmen sowie arterio-venöse Angiome der Hirngefäße in Betracht:
Hinweisend sind die typischen Symptome:

- Massive Kopfschmerzen
- Nackensteife
- Lichtscheuheit
- Vegetative Störungen.

Stärkere Beeinträchtigung der Bewußtseinslage ist normalerweise nicht vorhanden.

Tiefere Grade der Bewußtseinsstörung sind Anzeichen für ein intracerebrales Hämatom oder Blutungen im Hirnstamm.

Differentialdiagnostisch muß an akut beginnende bakterielle Meningitiden oder Blutungen bei vorher symptomlosen Hirntumoren gedacht werden. Die *Lumbalpunktion* bringt den wichtigsten diagnostischen Hinweis, während der endgültige Nachweis erst durch die Kontrastdarstellung der Hirngefäße erfolgt.
Cave: Stauungspapille! (s. S. 23)

1. Konservative Therapie

Ziel der therapeutischen Bemühungen ist es, Rezidivblutungen zu verhindern, bevor die operative Ausschaltung des Aneurysmas erfolgt.

Basisbehandlung der Subarachnoidalblutung:

- Analgetica
- Strenge Bettruhe
- Ausreichende Sedierung
- Korrektur vegetativer Entgleisungen
- Blutdruckkontrolle.

Einen besonderen Stellenwert hat die Senkung *hypertoner Blutdruckwerte* zur Norm sowie die Therapie eventueller *Herzrhythmusstörungen.*
Um hier eine lückenlose Überwachung zu gewährleisten, ist die Verlegung auf eine *Intensivstation* (auch in leichten Fällen) empfehlenswert.
Entwässernde Maßnahmen sind nicht notwendig, da bei den meisten Patienten keine nennenswerten Hirndruckerhöhungen auftreten. Steroide sollten schon im Hinblick auf einen eventuellen operativen Eingriff gegeben werden.
Thrombocytenaggregationshemmer sind kontraindiziert. Hierzu zählen besonders Salycilate und kolloidale Lösungen.

2. Diagnostik und operative Therapie

Diagnostische Maßnahmen sowie die Verlegung in eine Spezialklinik sollten dann vorgenommen werden, wenn der Zustand des Patienten einen operativen Eingriff erlaubt. Bis zu diesem Zeitpunkt kann die Behandlung auf einer „normalen" Intensivstation erfolgen.
So früh wie möglich sollte ein *craniales Computertomogramm* angefertigt werden. Dies hat folgende Gründe:

1. Lokalisatorischer Nachweis der Blutungsquelle
2. Nachweis oder Ausschluß einer intracerebralen Blutung
3. Feststellung momentaner Ventrikelgröße. Hierdurch ist der Nachweis eines progredienten Hydrocephalus möglich
4. Ausschluß eines Hirntumors.

Durch die modernen *mikrochirurgischen Methoden* ist der Eingriff selbst in bezug auf primäre Mortalität und Spätergebnisse wesentlich risikoloser geworden. Von verschiedenen Gruppen werden Mortalitätsraten zwischen 3–7% angegeben.

Die *Gefäßdarstellung* und der *operative Eingriff* werden bei *wachen Patienten* nach Stabilisierung der vegetativen Funktionen durchgeführt. Dies wird etwa zwischen dem 4.–6. Tag nach der Blutung der Fall sein. Bei stark *bewußtseinsgetrübten Patienten* wird, nach computertomographischem Ausschluß einer raumfordernden intrakraniellen Blutung, die Angiographie und Operation nach Besserung der Bewußtseinslage vorgenommen.

Besteht vom klinischen Bild her der Verdacht auf eine ausgedehnte raumfordernde Blutung mit progredienter Hirnstammkompression, müssen diagnostische und operative Maßnahmen so schnell wie möglich durchgeführt werden.

Die früher übliche 4–6-Wochen-Frist zwischen Blutung und Operation ist weitgehend verlassen.

Rasche Verschlechterung der Bewußtseinslage tritt auch bei Verlegung des III. bzw. IV. Ventrikels durch Blutkoagel auf. Der nachfolgende *Hydrocephalus* kann die Einlage von Shunt-Systemen notwendig machen, wodurch die Situation sich oft deutlich bessert.

III. Cerebrale Durchblutungsstörungen

In der Akutphase wird die Unterscheidung zwischen cerebraler Ischämie und spontaner intracerebraler Blutung nur selten zu treffen sein. Eine eindeutige Abgrenzung ist nur durch das Computertomogramm möglich.

Veranlassung für eine sofortige neuroradiologische Untersuchung ist die Kombination focaler neurologischer Ausfälle mit progredienter Bewußtseinsstörung. Vorher muß jedoch durch *Dopplersonographie* die Durchgängigkeit der extrakraniellen Gefäßabschnitte geprüft werden.

Indikation zur sofortigen chirurgischen Intervention

- Akuter Verschluß der A. carotis interna bei focaler neurologischer Symptomatik aber nur geringer Einschränkung der Bewußtseinslage.

- Intrakranielle raumfordernde Blutung mit progredienter Hirnstammkompression.

Konservative Therapie

Neben der *Normalisierung der kardiovasculären Situation* (Herzrhythmus, Hypertonie) und der übrigen intensivmedizinischen Maßnahmen nimmt die *Hirnödembehandlung* einen breiten Raum ein (s. S. 68, 157).
Im wesentlichen sind es:
① Hyperosmolare Lösung (Mannit, Sorbit) initial 1 g/kg/KG in 15 min
② Hochdosierte Steroide
③ 250 ml kolloidale Lösung alle 12 Std
④ Ausreichende Flüssigkeitszufuhr.

Umstritten ist der Einsatz von *Thrombozytenaggregationshemmern* (Salicylate) bzw. der Anticoagulationstherapie (Marcumar).

Indiziert sind Aggregationshemmer in der Akutphase bei nachgewiesener cerebraler Ischämie mit bleibender oder progredienter focaler Symptomatik (completed bzw. progressive stroke).
Als absolute Indikation zur Antikoagulantientherapie gilt der Verdacht auf cardial bedingte Hirnembolie (Mitralstenose, Myokardinfarkt), unabhängig von der Form der Durchblutungsstörung (transistorisch oder bleibend).
Bei schweren Verläufen – kenntlich in tieferen Graden der Bewußtseinsstörung – sollte mit Beginn der Therapie bis etwa zwei Wochen nach dem akuten Ereignis gewartet werden.
Der Einsatz von Fiboinolytica bei Verschlüssen cerebraler Gefäße ist weitgehend verlassen.

IV. Intoxikation

1. Diagnose

In vielen Fällen ist die Feststellung einer Intoxikation nicht einfach zu treffen. *Anamnese* sowie die Umstände des Auffindens werden wichtige Hinweise liefern.

Focale neurologische Symptomatik deutet mit größterr Wahrscheinlichkeit auf einen raumfordernden intrakraniellen Prozeß hin, während es nach Intoxikation zur *Entkopplung der Hirnstammfunktion* kommen kann (z. B. aufgehobene Atemtätigkeit bei erhaltener Pupillenfunktion) (s. S. 17).

> Wenn die Anamnese nicht eindeutig ist, sollte die Diagnose einer Intoxikation erst dann gestellt werden, wenn Schädel-Hirntrauma, cerebrale Durchblutungsstörung, Entzündungen des ZNS oder metabolische Entgleisungen mit Sicherheit ausgeschlossen sind.

Schließlich sollte jeder Patient mit einer Intoxikation als *suicidal gefährdet* angesehen werden.

Nach Überwindung der Akutphase und Wiedererlangung des Bewußtseins, ist ein *psychiatrisches Konsil* dringend angezeigt.

Neurologische Verlaufsuntersuchungen sind ebenfalls wichtig, da andernfalls Beurteilung und Festlegung eventueller Restschäden erschwert sind (z. B. Nekrosen nach CO-Vergiftung).

2. Therapie

Vorrang wird zunächst die Sicherung der *vitalen Funktionen* haben, um die Sekundärschäden so gering wie möglich zu halten.

> Da die meisten Medikamente rasch zu einer Atemdepression führen, ist die frühzeitige Intubation von entscheidender Bedeutung für den weiteren Verlauf.

An spezifischen Maßnahmen reichen bei 95% aller Vergiftungsfälle die Standardmaßnahmen mit *Magenspülung, forcierter Diurese* und *eventueller Darmentleerung* zur Elimination der Substanzen aus. Spezifische Antidote können nur bei sicher toxikologischem Nachweis eingesetzt werden.
Bei schweren Verläufen kommen Dialyse oder Hämoperfusion zum Einsatz (Tabelle 40).

Tabelle 40. Symptomatik und Therapie bei Intoxikation spezifischer Medikamente

	Symptomatik	Behandlung
Schlafmittel Barbiturate Monoureide Piperidinderivate Chloraldurat	Bewußtseinsstörungen, Blutdrucksenkung, leichter Temperaturabfall aber warme und gerötete Haut, wechselnde Pupillenweite, zentrale Atemlähmung, hypovolämischer Schock (insbes. Barbiturate), Miosis (reagiert – im Gegensatz zu Opiatintoxikation – noch auf Licht), Nierenversagen, isoelektrisches EEG, postkomatös: Erregungszustände, Entzugsdelir und cerebrale Krampfanfälle nach chronischem Mißbrauch	Basistherapie und Giftentfernung, Hämoperfusion
Neuroleptica a) schwach potente	Bewußtseinsstörung Atemdepression, Blutdruckabfall, Tachykardie, Mundtrockenheit, große Krampfanfälle	Allgemeine Maßnahmen, Magenspülung, bei extrapyramidalen Symptomen Akineton i. v., Hämoperfusion
b) stark potente	Erregungszustände, extrapyramidale Dyskinesien, Mundtrockenheit, Bewußtlosigkeit, Blutdruckabfall, Rigor, Myoklonien, Atemdepressionen, epileptische Reaktionen	

Tabelle 40 *(Fortsetzung)*

	Symptomatik	Behandlung
Hemineurin (Distraneurin)	Bewußtseinsstörung, Hypothermie, Blutdrucksenkung, Atemdepression, -lähmung	Allgemeine Maßnahmen, Hämoperfusion
Atropin	Mundtrockenheit, Haut gerötet, Tachykardie, Mydriasis, Akkomodationsstörungen, Heiserkeit, Schluckbeschwerden, Übelkeit. Delir, Hyperpyrexie, Krampfanfälle, Atemlähmung	Basistherapie und Giftelimination, hohe Dosen von Tierkohle! β-Rezeptorenblocker. Prostigmin (1 Amp. = 0,5 mg) oder Mestinon (1 Amp. = 1 mg) initial 2–5 Amp. i. v., weiterer Bedarf durch i. m. Injektionen
Opiate Opium Morphin Heroin Dilaudid Dolantin u. a.	Übelkeit, Erbrechen, Bradykardie und Blutdruckabfall, Miosis, cerebrale Krampfanfälle, Atemlähmung, Bewußtseinsstörung	Basistherapie und Giftelimination, Spezifischer Antagonist: N-Allyl-normophin (Lorfan) 0,5–2 mg i. v., gegebenenfalls alle 10–15 min wiederholen bis max. 5 mg (Nalorfin höher dosieren)
Haschisch Marihuana	Tachykardie, Absinken des Blutdruckes, Kopfschmerzen, Schwindel, ataktischer Gang, Gleichgewichtsstörung, psychomotorische Unruhezustände, Delir, Angstzustände und Wahnideen	Allgemeine Maßnahmen
Thymoleptica (Antidepressiva) Typ Imipramin, Amitryptilin u. a., d. h. tricyclische AD	Atropinartiger Effekt, Mundtrockenheit, Tachykardie, Sehstörungen, Mydriasis, Obstipation, Blutdruckabfall, Somnolenz, Herzrhytmusstörungen, delirante oder auch paranoid-halluzinatorische Zustände, Bewußtseinsstörung, weite, reaktionslose Pupillen, Hyperpyrexie, Hypotonie, cerebrale Krampfanfälle	Basistherapie und Giftelimination (Magenspülung), Diurese und Dialyse ohne Erfolg

Tabelle 40 *(Fortsetzung)*

	Symptomatik	Behandlung
Lithium	Übelkeit, Erbrechen, Durchfall, Tremor, Müdigkeit, Schwindel, Dysarthrie, Ataxie, Blutdruckerhöhung, Delir, Bewußtseinsstörung (Bild einer cerebralen Blutung), muskuläre Zuckungen, Rigor, Krampfanfälle, Schock	Basistherapie und Giftelimination, insbes. forcierte Diurese. Ab Serumwerten von 2,5–4 mVal/1 je nach Alter des Patienten Dialyse. Wirksamkeit von NaCl-Infusionen umstritten
Tranquilizer Typ Benzodiazepin Diazepam	Müdigkeit, Somnolenz, euphorische Stimmung, Kritiklosigkeit, herabgesetzter Muskeltonus, Hypotonie. Bewußtlosigkeit, Atemdepression, Blutdruckabfall und Oligurie, metabolische Acidose, Krampfanfälle	Allgemeine Maßnahmen, Hämoperfusion
Äthylalkohol	Erregungszstände, Rötung des Gesichtes, Bewußtseinsstörung, Atemdepression, erhöhte Hauttemperatur, Alkoholföter; bei Entzug cerebrale Krampfanfälle	Allgemeine Maßnahmen, Lävuloseinfusionen, keine Analeptica, bei Krampfanfällen Diphenylhydantoin
Kohlenmonoxid (CO)	Kopfschmerzen, Schwindel, Ohrensausen, Übelkeit, Tachykardie, Benommenheit (Excitation), Cyanose, Bewußtlosigkeit, hellrote Hautfarbe, Tachypnoe, extrapyramidale Symptome, Glucosurie	Frischluft oder Sauerstoff; O_2-Beatmung (nach Möglichkeit hyperbar 2-2,5 atm, kurzfristig), Bludruck- und Kreislaufmittel, Acidosebekämpfung; 10–20 ml Thionin (Katalysin, Helthion) i. v., Hirnödem symptomatisch therapieren. Kontraindiziert: Analeptica, CO_2-Zugabe zum Sauerstoff umstritten.
Phenazetin	Schwindel, Ohrensausen, Augenflimmern, Cyanose, Methämoglobinämie, -urie, Temperatur- und Blutdruckabfall, Bewußtseinsstörung	Allgemeine Maßnahmen; bei akuter Methämoglobinbildung Aderlaß und Bluttransfusion

L. Besonderheiten bei Kindern

Am häufigsten sind es Kinder mit *Schädel-Hirnverletzungen, Intoxikationen* und *entzündlichen Erkrankungen* des ZNS, die einer Behandlung im Rahmen der neurologischen Intensivpflege bedürfen.

Entgegen der allgemein vertretenen Meinung, sind die Überlebenschancen nach akuten Hirnfunktionsstörungen im Kindesalter nicht günstiger als bei Erwachsenen. Zwar scheint die Erholungsmöglichkeit des kindlichen Gehirns besser als im späteren Lebensalter zu sein. Der kindliche Organismus kann jedoch die Folgen vegetativer und endokrinologischer Entgleisungen nur begrenzt ausgleichen.

Generell unterscheiden sich die Maßnahmen in bezug auf Erstversorgung, neurologische Untersuchung – einschließlich Beurteilung der Bewußtseinslage und Hirnstammfunktion – sowie labormedizinische und neuroradiologische Diagnostik nicht wesentlich von den Notwendigkeiten bei erwachsenen Patienten. Einige Besonderheiten sind jedoch nachstehend hervorgehoben.

I. Physiologische Daten

Grundlage einer gezielten Therapie ist deshalb die Kenntnis der bei Kindern unterschiedlichen *physiologischen Werte.*
Ein wichtiges Merkmal ist die *relativ große Körperoberfläche* bei geringem Gewicht mit entsprechend verringerten Reserven an Flüssigkeit, Elektrolyten und Calorienträgern.

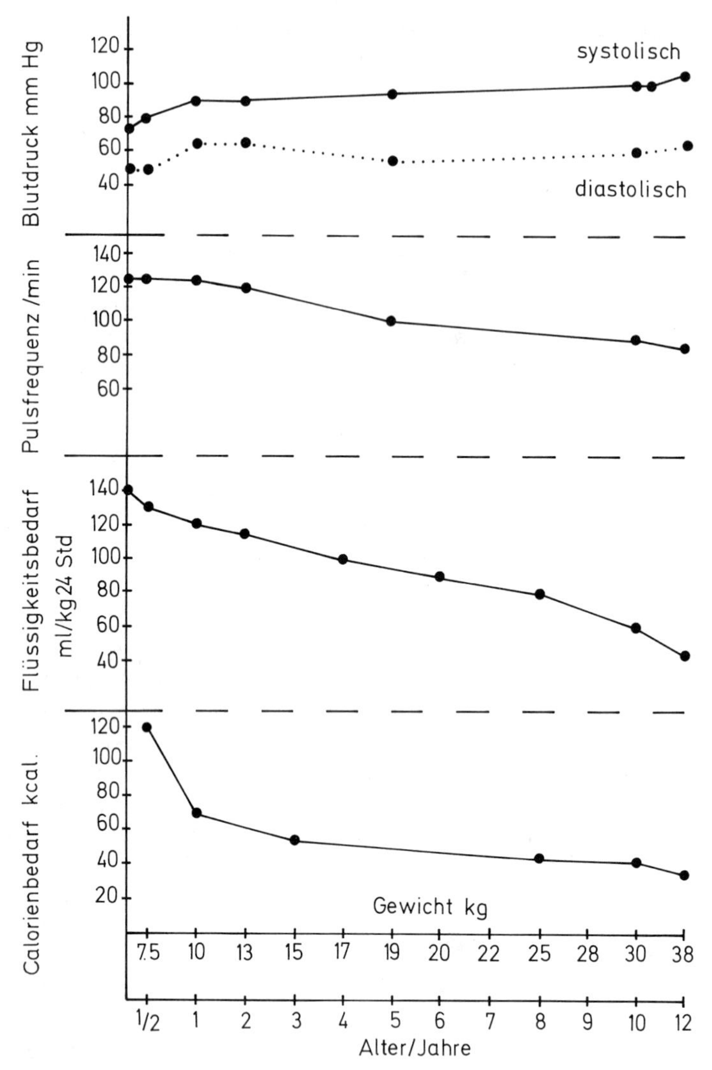

Abb. 36. Zusammenstellung wichtiger physiologischer Daten im Kindesalter

Bei Kleinkindern ist die zur Verfügung stehende *Atemfläche* um $^{2}/_{3}$ kleiner. Eine Kompensation erfolgt durch Erhöhung der Atemfrequenz. Das *Blutvolumen* macht bei Kindern etwa 10% des Körpergewichtes gegenüber 7% bei Erwachsenen aus, während das extracelluläre Volumen etwa 40% des Körpergewichtes beträgt.
Der *Flüssigkeits- und Calorienbedarf* nimmt bei jüngeren Kindern zu. So benötigt ein einjähriges Kind 120 ml/kg KG in 24 Std an Flüssigkeit mit einer Calorienzufuhr von 100 kcal/kg KG (Erwachsene 35 ml/kg KG/24 Std – 35 kcal). Der *Elektrolytbedarf* beträgt bei Natrium 2–4, bei Kalium 2–3 mVal/kg KG in 24 Std. Einzelheiten sind in Abb. 36 wiedergegeben.
Bei der *Infusionstherapie* muß aus Gründen der Homöostase auf eine adäquate Zufuhr isotonischer NaCl-Lösung geachtet werden. Säuglinge sollten $^{1}/_{6}$, Kleinkinder $^{1}/_{4}$ und größere Kinder $^{1}/_{3}$ der Infusionsmenge als 0,9%ige NaCl-Lösung infundiert bekommen.
Unterschiede finden sich ebenfalls bei *Blutdruck und Pulsfrequenz.* Bei kleinen Kindern kann die Blutdruckmessung oft sehr erschwert sein, wobei zur korrekten Bestimmung auf die passende Größe der Blutdruckmanschette geachtet werden muß. Diese sollte bei Säuglingen 2,5 cm, bis zum ersten Lebensjahr 5 cm und darüber 9 cm breit sein.

II. Überwachung und medikamentöse Therapie

Bedingt durch die geringen Reserven müssen bei Kindern zentral bedingte vegetative Entgleisungen wie: Diabetes insipidus, Hypo- bzw. Hyperthermie, Änderung der Herzfrequenz und Stoffwechselstörungen schon im Ansatz erkannt und therapiert werden.
Bei einem dreijährigen Kind (KG~ 14 kg) bedeutet eine *negative Infusionsbilanz* von 10% des Körpergewichtes schon eine *schwerste Exsiccose,* während Erwachsene entsprechende Entgleisungen noch tolerieren. Auf der anderen Seite kann eine positive Bilanz von 200–300 ml schon eine massive Überwässerung darstellen.
Wegen der relativ großen Körperoberfläche ist die Neigung zu *Hypothermien* ausgeprägter als bei Erwachsenen. Dies ist vor allem wäh-

rend längerdauernder Eingriffe zu beachten. Temperaturanstiege hingegen erfolgen oft sehr schnell und können anfallsauslösend wirken. Eine frühzeitige Therapie ist deshalb notwendig (Kap. M).
Zur Einhaltung genauer Mengen und optimaler Blutspiegel sollten bei Kindern Medikamente, Infusionslösungen und Nahrung exakt nach den angegebenen Tabellen dosiert werden. Die Verwendung von *Perfusor bzw. Infusomaten* erleichtert die Medikation.
Zur Prophylaxe akuter Herzinsuffizienz bei zentral ausgelösten Tachykardien wird rasche Digitalisierung empfohlen (Tabelle 41).

Tabelle 41. Dosierung der wichtigsten Medikamente im Kindesalter (nach von Harnack G.-A.: Pädiatrische Dosierungstabellen)

	Alter in Jahren					
	$1/4$	$1/2$	1	3	$7\frac{1}{2}$	12
Medikament:	durchschnittliches Körpergewicht (kg)					
	5,5	7,5	10	14	24	38
Allional Supp.	$1/4$	$1/4$	$1/2$	$1/2$	1	1
Atropin (mg) s. c.	0,12	0,15	0,3	0,35	0,35	0,45
Chloralhydrat Supp.	1	1	1–2	1–2	2	2
Truxaletten Saft (ml) p. o.	5	6	7	10	15	20
Valium (mg) i. v. i. m.	0,5–2	0,5–2	0,5–2	2–5	2–5	10
Digimerk (mg) i. v.	0,21	0,26	0,32	0,43	0.65	0,86
Erhaltung	0,021	0,026	0,032	0,043	0,065	0,086
Lanicor (mg) i. v.	0,29	0,34	0,43	0,57	0,86	1,15
Erhaltung	0,06	0,07	0,087	0,116	0,178	0,23
Eupaco Supp.	$1/2$	$1/2$	$1/2$	1	1	1
Lasix (ml) i. v.	0,3	0,4	0,5	0,7	1	1,3
Novalgin (ml) i. v.	0,2	0,3	0,4	1	1	2
Bactrim/Eusaprim (ml) i. v.	2 × 1	2 × 1	2 × 2	2 × 3	2 × 4	2 × 5
Gentamycin i. v.	2–3mal täglich 4–5 mg/kg KG					
Cephalotin i. v.	4–6mal täglich 100 ml/kg KG					

Mengenangaben als Einzeldosis.
Ausnahme: Digimerk und Lanicor = Gesamtdosis für 48 Stunden.

GOBIET, W.: Grundlagen der neurologischen Intensivmedizin.
Springer-Verlag Berlin · Heidelberg · New York 1980

Berichtigung und Hinweis

Auf S. 150 in Tab. 41 werden für Gentamycin unzutreffende Dosierungsangaben gemacht.

Richtig muß Gentamycin im Kindesalter wie folgt dosiert werden:

**Täglich 4–5 mg/kg KG,
aufgeteilt in 2–3 Einzeldosen.**

Außerdem sei darauf hingewiesen, daß die Dosierungsangaben zu Digimerck® in der gleichen Tabelle in der oberen Zeile die jeweilige Gesamtdosis während der Aufsättigungsphase von 48 Stunden bezeichnen, wohingegen die darunter aufgeführte Erhaltungsdosis **täglich** gegeben werden sollte.

Generell ist jedoch anzumerken, daß die Dosierung auch bei Kindern **individuell** zu erfolgen hat.

Abteilung Wissenschaftliche Information
E. Merck, Postfach 4119, 6100 Darmstadt 1

Tabelle 42. Beispiele für Infusionspläne in verschiedenen Altersstufen. Perspiratio insensibilis sowie endogene Flüssigkeitsproduktion bleiben unberücksichtigt. Die Ausfuhr sollte in 24 Stunden mindestens 5% über der Einfuhr liegen (Aminosäure = 600 kcal/1000 ml)

Alter (Jahre)	Infusionsmenge (ml)		
4	1500		
		250 ml 10% Amino	500 Glucose 20% + 20 KCl + 20 Na-Lactat 250 Glucose 20% + 20 KCl + 20 Na-Lactat 500 Ringer
		Calorien ~ 930	
6	1750		
		500 ml 10% Amino	500 Glucose 20% + 20 KCl + 20 Na-Lactat +24 E Altinsulin 250 Glucose 20% + 20 Na-Lactat 500 Ringer
		Calorien ~ 1075	
10	2000	500 ml 10% Amino	2 × 500 Glucose 20% + 24 E Altinsulin + 20 KCl + 20 Na-Lactat 500 Ringer
		Calorien ~ 1265	
12	2250		
		750 ml 10% Amino	2 × 500 Glucose 20% + 24 E Altinsulin + 20 KCl + 40 Na-Lactat 2 × 500 Ringer
		Calorien ~ 1500	

III. Ernährung

Der Übergang zur enteralen Ernärhung bereitet vor allem im jüngeren Lebensalter häufig erhebliche Schwierigkeiten. Die auf Erwachsene abgestimmte Sonde ist oftmals zu fett. Folge sind Diarrhöen, in einigen Fällen auch Atonien des Intestinaltraktes.
Deswegen sollten bei Verwendung der üblichen Sondennahrung anfangs nur kleine Portionen verabreicht werden. Für einen Sechsjährigen mit ca. 20 kg Körpergewicht beträgt die Initialdosis etwa 6 × 25 ml Sonde + 25 ml Tee, steigend bis 6 × 70 ml Sonde + 25 ml Tee.
Kommt es trotzdem zu *Unverträglichkeitserscheinungen,* ist der alternierende oder gänzliche Übergang auf *fettreduzierte* oder *fettfreie Nahrung* zu erwägen (Eledon, Stadit). Bei Säuglingen und Kleinkindern ist bei Ernährungsstörungen nach Möglichkeit ein Pädiater hinzuzuziehen (Tabelle 42).

IV. Hirnschwellung

Nach Schädel-Hirntrauma oder entzündlichen Erkrankungen des ZNS stellt die Hirnschwellung eine besondere Komplikation dar. Infolge der geringen Reserveräume ist der Beginn und der Verlauf oft wesentlich dramatischer als bei Erwachsenen.

Man erlebt häufig, daß sich bei einem Kind, welches bei der Aufnahme somnolent aber ansprechbar war, einige Stunden später massive Hirndruckkrisen entwickeln.
Deswegen sollte *frühzeitig die intrakranielle Druckmeßsonde* implantiert werden. Voraussetzung ist allerdings auch hier, daß zuvor eine intrakranielle Raumforderung oder lebensbedrohliche Begleitverletzungen ausgeschlossen oder versorgt sind (Kap. A). Bei schädelhirn-verletzten Kindern hatten im eigenen Material 12,5% raumfordernde Blutungen, 16% waren polytraumatisiert.

Wegen der geringen Flüssigkeits- und Elektrolytreserven verbietet sich gerade bei Kindern eine ungezielte, schematische diuretische Therapie zur Hirnödem-Behandlung.

Bei den von Zeit und Intensität her äußerst wechselvollen Verläufen der Hirnschwellung ist es hierbei unmöglich, einen echten therapeutischen Effekt zu erzielen.
Wenn alle Maßnahmen zur *Hirnödemprophylaxe* durchgeführt worden sind, sollten Diuretika nur noch in genauer Dosierung zur Erzielung einer leicht negativen Infusionsbilanz eingesetzt werden.

Hirnödemtherapie kann ebenso wie bei Erwachsenen nur nach den Werten der direkten Druckmessung durchgeführt werden.

Hyperosmolare Lösungen dürfen nur nach den *Dosierungsrichtlinien* eingesetzt werden (0,3–0,5 g/kg KG in 15–20 min). Bei Kindern kann z. B. die Zufuhr von 250 ml einer 40%igen Sorbitlösung = eine Infusionsflasche, zu Kreislaufversagen mit letalem Ausgang führen.

V. Atmung

Bedingt durch die kleineren anatomischen Verhältnisse ist die *Intubation* wesentlich schwieriger als bei Erwachsenen und sollte nur von wirklich Erfahrenen durchgeführt werden. Der oft sehr enge Tubus neigt häufiger zur *Verlegung* durch Sekret oder Abknicken. Die *korrekte Lage* ist ebenfalls nur schwer einzuhalten.
Die eigenen Erfahrungen lassen nicht den Schluß zu, daß Kinder eine Langzeitintubation besser tolerieren als Erwachsene. Nachuntersuchungen ein bis zwei Jahre nach Schädel-Hirnverletzungen zeigten in mehreren Fällen ausgeprägte Phonationsstörungen (Heiserkeit, extrem leises Sprechen, Stridor), auch wenn die Extubation primär komplikationslos verlaufen war. Die von verschiedenen Gruppen mitgeteilten *Letalitätsquoten* zwischen 40–60% bei beatmeten Kindern sprechen ebenfalls gegen dieser Auffassung. Deswegen muß früh die Tracheotomie erwogen werden.

Ebenso wie die Intubation sollte die *Tracheotomie* aus technischen Gründen nur von erfahrenen Operateuren unter optimalen Bedingungen durchgeführt werden. Die Tracheotomie beim Kind ist keinesfalls eine Anfängeroperation.

Obstruktive Erkrankungen der Atmungsorgane erschweren in vielen Fällen den Verlauf in der subakuten Phase. Unbehandelt tritt infolge zunehmender Hypoxie sowie direkter Rückwirkung auf intrakraniellen Druck und Hirndurchblutung eine rasche Verschlechterung des Gesamtzustandes ein. Kardinalsymptome sind: Unruhe, Tachykardien, erschwerte Atmung (evtl. gegen den Respirator), Cyanose; auskultatorisch findet man Giemen und Brummen, teils feinblasige Rasselgeräusche.

Therapeutisch kommen Sympathicolytica, Sedierung, Beatmung mit erhöhtem O_2 sowie antibiotische Therapie in Betracht.

Auf die *ausreichende Befeuchtung* der Atemluft ist besonders bei Kindern zu achten.

M. Komplikationen

Mit fortschreitender Dauer der Bewußtseinsstörung nimmt die Zahl der *Sekundär-Komplikationen* zu. Diese entscheiden in vielen Fällen das endgültige Schicksal des Patienten. Gefährdet sind vor allem Patienten mit tiefen Graden der Bewußtlosigkeit und Symptomen der Hirnstammdysfunktion. Hier sind die normalerweise vorhandenen Kompensationsmöglichkeiten peripherer oder zentral bedingter vegetativer Entgleisungen stark eingeschränkt.

I. Vegetative Störungen

1. Temperatur

Extreme Temperaturentgleisungen sind überwiegend bei Patienten mit Hirnstammalteration zu beobachten.
Abhängig vom Schädigungsort sind es *hyper- oder hypotherme* Zustände, die ein therapeutisches Eingreifen erfordern. Ziel der Behandlung sollte eine Normothermie mit Werten zwischen 36,5–38° C sein. Vorbedingung ist immer ein ausgeglichener Flüssigkeits- und Elektrolythaushalt. Bei Neigung zu *Temperaturanstiegen* sollten die Patienten frei gelagert und nur mit dünnen Tüchern abgedeckt werden. Bei Überschreiten der 38° C-Marke werden Antipyretica (Novalgin, Pyramidon, Salicylate) intravenös oder rectal gegeben. Steigt die Temperatur trotzdem weiter, kommen Eisblasen in den Achselbeugen, Leisten oder Abdomen zur Anwendung. Um *Frierreaktionen* zu vermeiden, sollte der Patient sediert werden. Mit diesen Maßnah-

men ist eine effektive Temperaturkontrolle in den meisten Fällen möglich. Bei therapieresistenten Zuständen ist die Gabe von lytischem Cocktail zu erwägen.
Hypothermie-Zustände werden durch Zudecken des Patienten und Auflage von Wärmeflaschen (cave: Verbrennungen) behandelt. In schweren Fällen hat sich die Verwendung von Heizmatten mit automatischer Regelung über die Rectalsonde bewährt.

2. Blutdruck

Wegen der Gefahr der zunehmenden Hirnschwellung mit nachfolgender intrakranieller Druckerhöhung sowie einer eventuellen hypertonen Encephalopathie müssen *mittlere arterielle Blutdruckwerte über 120 mm Hg rasch gesenkt werden* (Kap. D). Ausnahmen sind Patienten mit nicht behandeltem länger bestehendem Hypertonus. Voraussetzung sind häufige Blutdruckkontrollen, wobei die optimale Lösung die blutige Messung mit vorgegebenen Grenzwerten darstellt.
Die *Therapie* erfolgt kombiniert. Im Vordergrund steht die *Sedierung* des Patienten, um Unruhezustände oder Streckkrämpfe zu unterbinden. Hinzu kommt die intravenöse Gabe von *Sympatholytica,* z. B. Dihydroergotamin (Hydergin) im Dauertropf. Die Dosierung muß der Wirkung angepaßt werden. Bei Erwachsenen sind etwa 20 ml Hydergin in 500 ml Infusionsflüssigkeit anzusetzen. Bleibt diese Maßnahme erfolglos, wird die weitere Behandlung nach den *Richtlinien der Hochdrucktherapie* fortgeführt.
Bevorzugt wird heute Dihydrazilin (Nepresol) oder Clonidin (Catapressan) $^1/_2$–1 Amp. i. m.; Bei ausgeglichenen Volumenverhältnissen (ZVD) auch β-Blocker ($^1/_2$–1 Amp. Visken langsam i. v.).

Bei hypertonen Krisen kommen Nepresol im Perfusor (6 Amp. + 30 ml Ringer-Lösung) oder Natrimunitroprussid (Nipruss) zum Einsatz.

Da Clonidin selbst sedierend wirkt, sollte im Akutfall vor Durchführung einer gezielten Diagnostik bevorzugt Dihydrazilin verwandt werden.

Hypotone Blutdruckwerte sind entweder Ausdruck einer zentralen Dysregulation oder ungenügender Volumensubstitution. In beiden Fällen kommt therapeutisch die Kreislaufsubstitution mit Vollblut, Albumin, kolloidalen Lösungen oder Gelatine in Betracht. Die Therapie muß schnell einsetzen, um keine sekundäre, lokale oder generalisierte cerebrale Ischämie auszulösen.
Medikamentös sind heute β-Stimulantien Mittel der Wahl (Dopamin 1–3 µg/kg KG/min im Dauertropf). In dieser Dosierung ist bei gleichzeitig positiv inotroper Wirkung, unter Voraussetzung einer ausreichenden Volumensubstitution, kein Einfluß auf die Herzfrequenz zu erwarten.

> Bei vitaler Indikation wird die Kombination von Dopamin mit Noradrenalin (Arterenol 1–10 µg/kg KG) empfohlen.

3. Herzaktion

Tachykardien über 120/min gehen mit verminderter kardialer Förderleistung einher, wobei nach gestörter cerebraler Autoregulation negative Auswirkungen auf die Hirndurchblutung auftreten können. Ursache sind einmal Volumenmangel oder Unruhezustände des Patienten. Nach Ausschluß dieser Möglichkeiten kommen β-Blocker (Visken $^1/_2$–1 Amp. langsam i. v.) zur Anwendung. Sofern keine Kontraindikation besteht, ist eine rasche Digitalisierung empfehlenswert, eventuell in Kombination mit Nitraten (4 × 1 Tabl. Isoket).
Bradykarde Zustände mit Frequenzen unter 50/min führen ebenfalls zu einem deutlichen Abfall der Hirndurchblutung.
Therapeutisch wird Atropin ($^1/_2$–1 Amp. i. v. oder s. c.) verabreicht. Bei Therapieresistenz ist frühzeitig die Implantation eines Schrittmachers zu erwägen.
Rhythmusstörungen müssen aus dem oben erwähnten Einfluß auf die Hirndurchblutung ebenfalls schnellstens normalisiert werden. Nach Ausschluß einer Glykosidintoxikation (anamnestisch) oder einer Elektrolytstörung kommen β-Blocker, Chinidin, Lidocain oder Ajmalin zur Anwendung. Bei mittlerer bis schwerer Herzinsuffizienz wird neuerdings die Therapie mit Vasodilatotoren wie Nitraten (Isoket 4 × 1 Tabl.) bei gleichzeitiger Digitalisierung empfohlen.

II. Magen-Darm-Trakt

1. Atonien

Bei Patienten mit gestörter Hirnstammfunktion sind zentral ausgelöste Atonien des Intestinaltraktes häufig zu beobachten. Diese können sehr rasch verlaufen, so daß sich in kurzer Zeit eine ausgeprägte Ileus-Symptomatik entwickelt. *Kardinalsymptome sind:* Unruhe, Erbrechen, geblähtes bis maximal gespanntes Abdomen, verminderte Peristaltik, erschwerte Atmung durch den Zwerchfellhochstand, Zunahme der Streckmechanismen.
Bei Öffnen der Magensonde kommt es zum Ausfluß großer Sekretmengen, vermischt mit unverdauten Sondenresten.
Differentialdiagnostisch muß ein akutes Abdomen als Folge subakuter abdomineller oder retroperitonaler Blutungen, Invagination oder Volvolus ausgeschlossen werden (Hb, Hkt, Darmgeräusche, Röntgen, Abdominocentese, evtl. Breischluck).
Bei Nachweis einer Atonie sind *Anticholinesterasen* das Mittel der Wahl (Prostigmin). Günstig ist die Zufuhr im Dauertropf in Kombination mit einer 10%igen Kochsalzlösung (Erwachsene 3–5 Amp. Prostigmin in 100 ml 10%ige NaCl in 2 Std). Empfohlen wird die Kombination mit Bepanthen (1–3 Amp. i. v.), bei kardialer Vorschädigung auch Bepanthen allein. Anticholinesterasen dürfen nur unter EKG-Kontrolle gegeben werden.
Prophylaktisch oder bei leichten Fällen sollte die Gabe von Laxantin (Agarol, Dulcolax) über die Magensonde in Abständen von 2–3 Tagen erwogen werden.

2. Diarrhöen

Diarrhöen können entweder bakterieller Natur durch superinfizierte Sondennahrung sein, häufig sind sie jedoch Folge übermäßiger Fett- und Eiweißzufuhr durch hochcalorische Ernährung.
Neben der *bakteriologischen Stuhluntersuchung* zur gezielten Antibioticatherapie kommen zur Behandlung in Frage:
Reduzierung der Sondenmenge, evtl. alternierend mit Anacida (Maaloxan), Nahrungskarenz für 1–2 Tage (cave: ausreichende Zu-

fuhr von Antacida über die Sonde). Bei Therapieresistenz Übergang zu fettarmer ballastfreier Nahrung in kleinen Portionen (Stadit). Medikamentöse Unterstützung mit Kohle, Reasec oder Imodium.

3. Blutungen

Blutungen aus dem Intestinaltrakt gehören zu den ernstesten Komplikationen bei bewußtlosen Patienten.

> Durch sofortige Gabe von Antacida, frühzeitige enterale Ernährung, Gabe von Histamin-Antagonisten (Cimetidin) und ausreichende Sedierung konnte im eigenen Material, trotz hochdosierter Steroidtherapie, die Zahl der schweren Fälle signifikant gesenkt werden.

Neben diesen Punkten scheint die konsequente *Behandlung* auch bei *kleinen Erosionsblutungen* wichtig:

- Spülen über die Magensonde mit Eiswasser
- Sondenpause
- Antacida bis 12mal täglich, jeweils Abklemmen der Sonde für 15–20 min
- Cimetidin (Tagamet) im Perfusor.

Kommt unter diesen Maßnahmen die Blutung nicht zum Stehen (Hämatin oder Frischblut im Ablauf, Teerstühle, Hb-Abfall), ist die *Notfall-Gastroskopie* angezeigt.

III. Urogenitalsystem

Hämorrhagischer Urin lenkt den Verdacht entweder auf eine lokale Arrosionsblutung oder auf eine hämorrhagische Cystitis. In beiden Fällen sollte sofort unter sterilen Bedingungen Urin zur bakteriologischen Kontrolle eingesandt werden.

Die *Therapie* besteht im Katheterwechsel sowie Blasenspülung mit Eiswasser (kein Kochsalz wegen der Gefahr der Inkrustierung des

Katheters). Hinzu kommt die eventuell notwendige gezielte antibiotische Therapie.
Bei unklaren Unruhezuständen, Zunahme von Streckkrämpfen sowie gespanntem Abdomen muß differentialdiagnostisch auch an eine *überfüllte Blase* bei verlegtem Katheter gedacht werden. Klarheit schafft das Anspülen zur Prüfung auf freie Durchgängigkeit. Im Zweifelsfall ist der Katheter zu wechseln.
Vor Ansetzen eines Diureticums – wegen zu geringer Urinausscheidung – sollte ebenfalls vorher die freie Passage des Blasenkatheters festgestellt werden.

IV. Lunge

> Störungen von seiten des Beatmungsgerätes, des Tubus und der Lunge bringen für den Patienten kritische, oft direkt vital gefährdende Situationen.

Einmal ist es die rasch zunehmende *Hypoxie* bei ungenügender Beatmung, die vor allem an vorgeschädigten Zellen Sekundärschäden setzt. Zum anderen hat der venöse Rückstau negative Auswirkungen auf den *intrakraniellen Druck* und die *Hirndurchblutung*.
Kriterien der Verschlechterung der Atemverhältnisse sind: Unruhe, Cyanose, Tachykardien, Schweißausbrüche, Atmung gegen den Respirator mit pathologischer Atmungsform. Fernwirkungen sind zunächst Anstieg, dann Abfall des arteriellen Blutdruckes sowie Zunahme des intrakraniellen Druckes.
Als *Sofortmaßnahme* muß der Patient manuell beatmet werden. Dann sind schnellstens technische Störungen von seiten des Respirators, des Schlauchsystems und mechanische Verlegung des Tubus auszuschalten, d. h. Prüfung der mechanischen Funktionen und Einstellung des Respirators einschließlich Druckleitungen, Dichtigkeit des Schlauchsystems und Ansatzventilen sowie Durchgängigkeit und korrekte Lage des Tubus (Auskultation).
Differentialdiagnostisch muß auch an eine extrapulmonale Störung gedacht werden (übervoller Magen oder Blase).

Sofern eine technische, sofort behebbare Störung ausscheidet, ist der Patient zu sedieren, um eine normale Weiterbeatmung zu ermöglichen (Valium i. v.). Danach erfolgt die weiterführende Diagnostik mit Röntgenaufnahmen des Thorax und Abnahme von Blutgasen. Hierbei ist neben der symmetrischen Belüftung und korrekter Lage des Tubus zu achten auf:

- Bronchopneumonien
- Ergüsse
- Pneumothorax
- Atelektasen.

Zur Behandlung von *Bronchopneumonien mit spastischer Komponente* oder anderen obstruktiven Erkrankungen kommen neben der ausreichenden Sedierung des Patienten und eventueller Antibioticagabe vor allem β-Sympathicomimetica (Sultanol) oder Theophyllin in Mikroverneblern oder systemisch in Betracht (Kap. E). Notfalls muß ein Wechsel auf einen volumengesteuerten Respirator erfolgen. Ergüsse oder Pneumothorax werden durch Punktion oder Anlage von Drainagen therapiert. Bei liegender Drainage ist besonders auf ausreichende Ruhigstellung des Patienten zu achten, um Atemstörungen infolge des Pleurareizes auszuschalten.

V. Diabetes insipidus

Kardinalsymptom ist die übermäßige Ausscheidung von unkonzentriertem Urin. Ursächlich liegt ein zentral bedingter Mangel an Arginin-Vasopression (ADH) zu Grunde. *Differentialdiagnostisch* müssen eine osmotische Diurese bei übermäßiger Zufuhr hyperosmotischer Substanzen oder eine Aminoacidurie bei Überdosierung von Aminosäuren in Betracht gezogen werden.

Eine eindeutige Unterscheidung ist unter den Bedingungen der Intensivstation in der Regel nicht zu treffen. *Mittel der Wahl ist die intravenöse Gabe von standardisiertem DDAVP (Minirin).* Dosierung: Erwachsene initial 1 Amp., Kinder 1/2 Amp. Die weitere Zufuhr muß der Wirkung angepaßt werden. Wegen der unsicheren Re-

sorptionsverhältnisse sollte man bei bewußtlosen Patienten die transnasale oder buccale Gabe nicht vornehmen.
Alle anderen Präparate sind heute wegen der zu niedrigen Dosierung oder unzureichenden Standardisierung der Wirkstoffmenge nicht zu empfehlen.

VI. Diabetes mellitus

In der Frühphase nach dem Ereignis überwiegen Hyperglykämien. Diese werden nach den bekannten Richtlinien mit Altinsulin sowie eventuelle Umsetzung auf Diabetiker-Nahrung eingestellt. Unter Intensivbedingungen ist die kontinuierliche Zufuhr *hochgereinigten Insulins im Perfusor günstig (Actrapid).*
Bei länger anhaltender Bewußtlosigkeit entwickeln einige Patienten trotz ausreichender calorischer Ernährung Hypoglykämien mit Werten unter 60 mg%. Hier kommt therapeutisch die Zufuhr von hochprozentigen Glucose-Lösungen (40%ig) in Betracht.
Neuere Untersuchungen zeigten bei Patienten mit ausgeprägter Hirnstammschädigung Blutzuckerentgleisungen über 600–800 mg%. Diese gingen mit erhöhten Insulinwerten einher und waren einer Insulintherapie gegenüber resistent. Es fehlen z. Z. endgültige Untersuchungen über dieses Problem. Doch war bei den bis jetzt bekannt gewordenen Fällen die Prognose häufig infaust.

VII. Meningitiden

Bakterielle Entzündungen der Hirnhäute treten in der Hauptsache nach Schädel-Hirntraumen mit Basisfrakturen, Liquorfisteln oder offenen Hirnverletzungen auf. Deswegen besteht hier die Forderung zur frühzeitigen antibiotischen Abdeckung.

Bei bewußtlosen Patienten ist die Diagnose „Meningitis" oft nicht einfach zu stellen. Es fehlen die typisch meningitischen Zeichen: Nackensteife, Kopfschmerz, Lichtscheuheit, Erbrechen. Deswegen sollten sonst nicht erkennbare Fieberschübe sowie focale oder generalisierte Anfälle den Verdacht auf eine entzündliche Beteiligung der Meningen lenken.

Beweisend ist die Entnahme von trübem, eiweiß- und zellhaltigem Liquor nach lumbaler oder suboccipitaler Punktion. Endgültige Klarheit bringt dann der positive Erregernachweis.
Therapeutisch werden Breitbandantibiotica auch vor der endgültigen Resistenzbestimmung in hoher Dosierung eingesetzt. Diese sollten möglichst mit der intrathecalen Gabe von Antibiotica nach Vorschrift des Herstellers kombiniert werden.
Komplikationen sind: Phlegmonen, Abscesse, sub- bzw. epidurale Empyeme. (Einzelheiten in Lehrbüchern und Neurochirurgie.)

VIII. Subakute Blutungen – Hygrome – Hydrocephalus

Bei bewußtlosen Patienten stellen subakut auftretende intrakranielle Blutungen ein besonderes Problem dar. Nur die dauernde, subtile *Überwachung der Reaktionslage* gibt genaue Hinweise.
Hinweisend auf eine subakute Blutung ist einmal ein *freies Intervall.* Das bedeutet, daß ein somnolenter, aber ansprechbarer Patient einige Zeit nach dem Ereignis motorisch unruhig wird und danach rasch eintrübt. Der zusätzliche Nachweis einer Halbseitensymptomatik sowie eventuell focale Anfälle legen den dringenden Verdacht auf eine subakut aufgetretene Blutung nahe, wobei auch hier die zunächst einseitige Mydriasis das alarmierendste Zeichen ist.

Bei tiefen Graden der Bewußtlosigkeit zwingt die zunehmende Verschlechterung der Reaktionslage, eventuell kombiniert mit einer Seitenbetonung, zur weiterführenden Diagnostik. Dies ist der Fall, wenn z. B. ein bewußtloser, noch auf Schmerz reagierender Patient kurze Zeit später auf Schmerzreize nur noch Streckmechanismen zeigt.

Als weiteres Kriterium ist eine verzögerte Erholungstendenz zu nennen. Das bedeutet, daß Patienten längere Zeit in einem etwa gleichbleibenden neurologischen Status verharren, ohne daß sich eine Tendenz zur Besserung zeigt. Die Grenze ist hier etwa eine Woche nach dem Ereignis zu sehen.

In allen Fällen muß durch exakte neuroradiologische Diagnostik die Situation geklärt werden, um den Patienten einer entsprechenden Behandlung zuleiten zu können.

Neben der Kontrastdarstellung der Hirngefäße sind gerade die *Verlaufskontrollen* eine Domäne der *Computertomographie,* weil einwandfreie Diagnosen ohne Belastung des Patienten möglich sind. Allerdings müssen alle Untersuchungen unter *optimalen Bedingungen* durchgeführt werden, d. h. es müssen kontinuierliche Beatmung sowie Kreislaufkontrolle gewährleistet sein, um den Patienten nicht dem Risiko eines eventuellen Senkundärschadens auszusetzen.

Die Möglichkeit der regelmäßigen computertomographischen Kon-

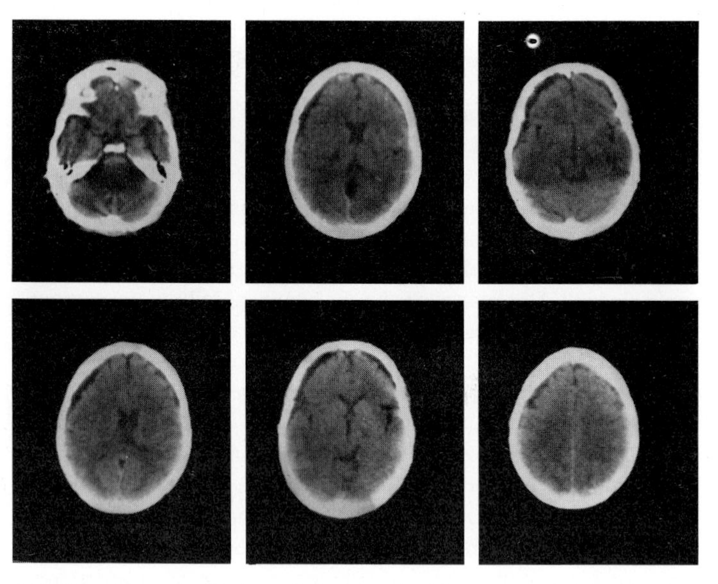

Abb. 37. Subdurale Ergüsse links frontal. (Zustand nach Schädel-Hirntrauma)

trollen haben ebenfalls das relativ häufige Auftreten *subduraler Hygrome* bei länger bewußtlosen Patienten aufgezeigt. Solche Liquoransammlungen fanden sich im frontalen bzw. temporalen Bereich, häufig beidseits. Die Behandlung besteht in einer Dauerdrainage für mehrere Tage nach Anlage eines Bohrloches. Dabei stand in einigen Fällen der Liquor unter erheblichem Druck. Bei anderen Patienten legte sich das Hirn nicht wieder an, so daß hier ursächlich atrophische Prozesse zugrunde lagen.
Aus diesen Gründen sollten *computertomographische Kontrollen* ab der dritten Woche nach dem Ereignis in Abständen von 10–14 Tagen durchgeführt werden.
Gleichzeitig erhält man gute Hinweise auf die Entwicklung eines *sekundären Hydrocephalus* (Abb. 37).

IX. Anticoagulantien-Therapie

Nach akuten Hirnfunktionsstörungen wird nur in den seltensten Fällen die Indikation zur gerinnungshemmenden Therapie zu stellen sein.
Ebenso ist die früher häufig angewandte thrombolytische Therapie (Streptokinase) beim kompletten cerebralen Gefäßverschluß nahezu völlig verlassen worden.

Für Patienten, die auf Grund ihrer Erkrankung immobilisiert sind, hat sich jedoch in den letzten Jahren die Thrombose-Prophylaxe mit niedrig dosiertem Heparin (3 × 5000 E/24 Std) als nützlich erwiesen. Im eigenen Material ist die Frequenz der thrombotischen Komplikationen unter dieser Therapie signifikant gesunken.

Als Indikation gelten nicht nur Patienten mit akuten Hirnfunktionsstörungen, sondern auch Erkrankungen des Rückenmarkes bzw. peripherer Nerven. Bei cerebralen Durchblutungsstörungen wird von mehreren Autoren die Kombination mit Aggregationshemmern empfohlen (Colfarit 1,5 g/24 Std) (Tabelle 43).

Tabelle 43. Symptome und therapeutisches Vorgehen bei den schwerwiegendsten Komplikationen

Komplikationen	Symptome	Therapie
Beatmungsgeräte Tubus, Lunge	Unruhe, Cyanose, Tachykardie, pathologische Atmungsform, Anstieg des intrakraniellen Druckes	Beatmung mit Ambu-Beutel + 100% O_2, Überprüfung von Atmungsgerät, Tubus (Durchgängigkeit), Auskultation, Rö.-Thorax, extrapulmonale Störungen, Sedieren, Relaxieren
Blutdruck (mittl. art. Druck)	Über 120 mm Hg	Sedieren, Sympathicolytica, Antihypertonica, β-Blocker
	Unter 75 mm Hg	Volumensubstitution mit Vollblut, Albumin, kolloidale Lösungen, Dopamin
Cystitis – Pyelitis	Verfärbter, trüber Urin, blutiger Urin, Fieberschübe	Sterile Blasenspülung mit Eiswasser, Antibiotica nach Testung, Katheterwechsel
Diabetes insipidus	Unkonzentrierter Urin, Ausfuhr deutlich über Einfuhr	Minirin: Erw. 1 Amp. i. v. Kinder < 14 J. 1/2 Amp. i. v. evtl. Aldocorten i. m.
Diarrhöe	Große Mengen übelriechenden, dünnflüssigen Stuhls	Bakt. Stuhluntersuchung, reduz. Sondenmenge, Nahrungskarenz (1–2 Tage Antacida) 3 × 2 Tabl. Reasec
Herzfrequenz	Tachykardie > 150/min	Digitalis, Volumensubstitution, sedieren, β-Blocker, Nitrate
	Bradykardien < 50 mm Hg	Atropin s. c. Alupent (Dauertropf), Schrittmacher
Intestinale Blutungen	Hämatin im Magensekret Teerstühle Hb ↓ RR ↓	Eiswasser über Magensonde, Nahrungskarenz, 4 × 1 Amp. Cimetidin (Tagamet), 12 × tägl. Antacida, evtl. Gastroskopie
Liquorfistel	Klare Flüssigkeit aus Nase und Ohr	Steril abdecken, Breitbandantibiotica, evtl. Op.

Tabelle 43 *(Fortsetzung)*

Komplikationen	Symptome	Therapie
Magen-Darm-Atonie	Geblähtes Abdomen, Unruhe, erschwerte Atmung, übermäßige Sekrete	Prostigmin 1–3 Amp. in 100 ml 10% NaCl, leichte Fälle Laxantien
Meningitis – Encephalitis	Fieber, focale oder generalisierte Anfälle, Verschlechterung des AZ	LP, Breitbandantibiotica (auch intrathecal) Testung
Subakute Blutungen	Verschlechterung der Reaktionslage, Halbseitensymptomatik, focale Anfälle	Neuroradiologische Abklärung
Temperatur	Hyperthermie > 38,5° C	Aufdecken, Antipyretica, Eisblase in Inguinal-Gegend, Sedieren
	Hypothermie < 36°≧ C	Wärmeflasche, Heizdecke, Volumensubstitution
Verlegung des Blasenkatheters	Unruhe des Patienten, erschwerte Atmung, Oligurie, gespanntes Abdomen	Anspülen, Katheterwechsel

X. Herz-Kreislauf-Stillstand

Ursache des völligen Kreislaufstillstandes ist einmal die *Asystolie,* zum anderen *Kammerflimmern bzw. -flattern* mit Frequenzen über 200/min. Bei fehlender Hirnperfusion besteht normalerweise nur eine *Zeitspanne* von 5–10 min, in der die cerebrale Durchblutung wiederhergestellt werden kann, ohne daß *irreversible Hirnschäden* eintreten. Unter verschiedenen äußeren Bedingungen ist diese Zeit entweder verkürzt (z. B. vorbestehende Hypoxie) oder verlängert (Ertrinken im kalten Wasser).

Bei Säuglingen scheint die Widerstandsfähigkeit gegenüber Anoxie günstiger zu sein.

Merkmale des Herz-Kreislauf-Stillstandes sind Bewußtlosigkeit, fehlende Herzaktion sowie Pulslosigkeit über den großen Gefäßen (z. B. Carotis). Normalerweise bestehen gleichzeitig Atemstillstand sowie zunächst enge, dann erweiterte reaktionslose Pupillen.

Für die eigentlichen Wiederbelebungsmaßnahmen ist das Vorgehen nach einem festen Schema empfehlenswert. Ziel der therapeutischen Bemühungen ist ausreichende Sauerstoffzufuhr und Wiederherstellung einer suffizienten Hirnperfusion.

Folgerichtig sind abwechselnd künstliche Beatmung und extrathorakale Herzmassage durchzuführen.

Zunächst kann man versuchen, durch einen kräftigen Schlag auf das untere Drittel des Brustbeines die Herzaktion wieder anzuregen.

Tritt hierbei kein normaler Herzschlag auf, ist der Patient sofort auf einer festen Unterlage zu lagern. Anschließend erfolgen 2–3 Beatmungen (Mund zu Mund oder per Tubus) im Wechsel mit 12–15 Herzmassagen. Ein Helfer hat durch Kontrolle des Carotis-Pulses zu prüfen, ob die Herzmassage ausreichend ist.

Bei ausreichender Reanimation sollten rasch die Cyanose verschwinden sowie die Pupillen enger werden.

Parallel muß ein *sicherer venöser Zugang* geschaffen werden. Hierüber werden schnell injiziert:

- 0,5 ml Alupent
- 250 ml Natriumbicarbonat
- 500 ml Elektrolythlösung mit 10 Amp. Dopamin
- 100 mg Dexamethason
- Danach langsam 1 Amp. ca 20% Calcium.

Zusätzlich muß ein EKG abgeleitet werden. Danach kann man unterscheiden, ob Kammerflimmern oder Asystolie vorliegt.

Bei *Kammerflimmern* ist die elektrische Defibrillation Mittel der Wahl. Anschließend sollte nach erfolgreicher Defibrillation Lidocain infundiert werden.

Bei *sicherer Asystolie* ist die Defibrillation nutzlos. Hier sollte Alupent (bis 5 mg) sowie Atropin (1–2 Amp.) rasch intravenös verabreicht werden; bei Versagen zusätzlich Adrenalin.

Die Zufuhr von *Dexamethason* ist aus Gründen der Hirnödemprophylaxe empfehlenswert.

Intrakardiale Injektionen sowie offene Herzmassage werden wegen der hohen Komplikationsraten nicht mehr empfohlen.

Nach erfolgreicher Reanimation müssen so schnell wie möglich Laborwerte einschließlich Blutgase bestimmt werden. Ableitung eines EKG, Thoraxaufnahme sowie neurologische Kontrolluntersuchung sind unerläßlich.
Über die zulässige Zeitdauer der Reanimationsversuche ist eine exakte Aussage nur schwer zu treffen. Sie hängt entscheidend ab vom Alter, eventuellen Zweiterkrankungen sowie von der Zeitspanne zwischen Kreislaufversagen und Beginn der Reanimation.

N. Sedieren und antikonvulsive Medikation

I. Indikation und Zufuhr

Bei folgenden Zuständen ist die Gabe sedierender bzw. antikonvulsiver Medikamente notwendig:
- Ruhigstellung unruhiger oder deliranter Patienten
- Kupieren von Streckmechanismen
- Dämpfung oder Aufhebung der Eigenatmung bei Lungenkomplikationen
- Prophylaxe und Therapie cerebraler Krampfanfälle.

Bei beatmeten Patienten kommt wegen der schnellen und sicheren Wirkung die *intravenöse Zufuhr* in Betracht, während für nichtbeatmete Patienten die orale oder intramuskuläre Gabe des Medikaments vorzuziehen ist. Nach Normalisierung der Magen-Darm-Funktion kann auch bei beatmeten Patienten die orale Medikation erwogen werden. Allerdings besteht hierbei immer die Gefahr der verzögerten oder unsicheren Resorption.

II. Auswahl der Medikamente

Wegen der Vielzahl der Medikamente ist es schwierig, allgemein gültige Empfehlungen zu geben. Es soll deswegen das eigene bewährte Schema dargelegt werden.
Bei Erregungs- oder Unruhezuständen als Folge organischer cerebraler Prozesse, z. B. Schädel-Hirntraumen, intrakraniellen Blutun-

gen, Hirntumoren, Miningitiden wird als Basismedikament Valium (Diazepam) empfohlen. Die Initialdosis beträgt 5 mg bei Kindern unter drei Jahren und 10–20 mg bei Jugendlichen oder Erwachsenen. Unter stabilen Kreislaufverhältnissen kann diese Menge verdoppelt werden.
Vorteile sind: Rascher Wirkungseintritt sowie schnelles Abfluten, geringe atemdepressorische Wirkung, guter antikonvulsiver Effekt.
Bei *Kindern* wird man mit regelmäßiger Zufuhr von 1/2–1 Amp. Valium in 4–6stündlichen Intervallen eine ausreichende Ruhigstellung mit Kupierung von eventuellen Streckkrämpfen erreichen. Für *Erwachsene* reicht Valium in der Regel als Dauermedikation nicht aus. Es empfiehlt sich dann die *Kombination von Diazepam und Neuroleptica* mit sedierender Komponente (Neurocil oder Truxal). Bei ausreichender, ungestörter Atmung können auch Diazepam und Barbiturate im Wechsel gegeben werden. Bei geriatrischen Patienten ist Haloperidol vorzuziehen.
Wegen der Gefahr der *Potenzierung* muß berücksichtigt werden, ob der Patient nicht schon Barbiturate zur Senkung des intrakraniellen Druckes (Kap. D) oder andere synergistisch wirkende Medikamente erhält. Therapeutisch induzierte, leichte Blutdruckabfälle können durchaus toleriert werden. Bei ausgeprägter Hirnstammsymptomatik mit hypertensiven Blutdruckkrisen ist diese Nebenwirkung sogar vorteilhaft (Kap. M). Die richtige Dosierung ist erreicht, wenn der gesteigerte Muskeltonus nachläßt und Streckmechanismen nur noch angedeutet ablaufen.
Stehen mehr *delirante Züge* im Vordergrund, ist Distraneurin das Mittel der Wahl. Beim Alkoholentzugsdelir werden in Abhängigkeit vom Schweregrad 3–4stündlich zwei Tabletten empfohlen. Wegen der Gefahr der Atemdepression sollte nur in Ausnahmefällen die intravenöse Gabe vorgenommen werden. Die Zufuhr von Alkohol aus prophylaktischen oder therapeutischen Gründen muß strikt abgelehnt werden (Tabelle 44). Erregungszustände nach akuter Intoxikation sind die Indikation für Haloperidol (1 Amp. i. m. oder i. v.).
Ist eine *atemdepressorische Wirkung* erwünscht, kommt im Akutfall Fentanyl (2–4 ml) intravenös zur Anwendung. Die weitere Medikation sollte wegen der verlängerten Wirkungsdauer mit einer Mischung von 1 Amp. Dolantin, 25 mg Atosil und 25 mg Megaphen verdünnt auf 10 ml NaCl fortgesetzt werden (2–4 ml i. v.). Vorteil-

Tabelle 44. Therapie verschiedener Delirformen

Ursache	Behandlung
Alkohol	Distraneurin 3stündl. 2 Tabl. 50–100 ml i. v.
Medikamente	Distraneurin bzw. Haldol
Rauschmittel	Distraneurin bzw. Haldol
Antidepressiva, Neuroleptica, Anticholinergica	Absetzen, evtl. Distraneurin
Schwere Allgemeinerkrankung (z. B. Infekte)	Haldol

haft ist die Kombination mit Hydergin (lytischer Cocktail). Wegen der geringen Nebenwirkung kann bei beatmeten Patienten frühzeitig von der *Relaxierung* Gebrauch gemacht werden (15 Amp. Pancuronium in 500 ml Lävulose über einen Infusomat).
Bei ausgeprägten Durchgangssyndromen zeigt Melleril bzw. Truxal eine gute Wirkung.
Bei Überdosierung oder zur Prophylaxe extrapyramidaler Erscheinungen ist Akineton (2 × 1 Amp. i. m.) das Mittel der Wahl (Tabelle 45).

Tabelle 45. Medikamentöse Therapie bei Erregungszuständen verschiedenster Ursache

Schizophrenie	Lävopromacin (Neurocil) 25–50 mg i. m./i. v. Clozapin (Leponex) 25–50 mg i. m. Haldol 5 mg (1 Amp.) i. m.
Manie	Haldol 5 mg i. m. Clozapin
Agitierte Depression	Antidepressiva vom Amtitryptilin Typ (Saroten, Aponal, evtl. Neurocil)
Erregungszustände bei:	
geriatrischen Patienten	Haldol
chronischen Hirnprozessen	Haldol
Alkoholrausch	Haldol
Intoxikation	Haldol
Horrortrip	Diazepam

III. Gefahren der Sedativa

Wegen möglicher Atem- oder Kreislaufdepressionen dürfen hohe Dosierungen nur unter dauernder Überwachung des Patienten eingesetzt werden.
Der schwerwiegendste Nachteil ist jedoch die Verschleierung des neurologischen Bildes, so daß eine genaue Einordnung des Zustandes nicht mehr möglich ist. Diese Nachteile müssen im Einzelfall gegenüber den oft lebensrettenden Vorteilen abgewogen werden.

IV. Antikonvulsive Therapie

Die routinemäßige antikonvulsive Therapie bei Patienten mit akuten Hirnfunktionsstörungen ist stark umstritten. Bis heute konnte der Nachweis einer positiven Wirkung der sog. *antikonvulsiven Prophylaxe* noch nicht erbracht werden. Deswegen wird von den meisten Autoren hierfür keine Indikation gesehen.
Ausnahmen sind natürlich Patienten mit Krampfanamnesen. Hier wird nach EEG-Kontrolle die vorherige Medikation weitergeführt. Focale oder generalisierte Anfälle werden mit Rivotril bzw. Valium intravenös unterbrochen. Bei ungenügender Wirkung erfolgt die Zufuhr im Dauertropf (10 Amp. Rivotril in 250 ml Lävulose 5% über einen Infusomat). Bei weiterer Therapieresistenz hat sich die Kombination mit Phenobarbital bewährt.
Nach einem *einmaligen generalisierten Anfall* werden die Patienten unabhängig vom Nachweis von Krampfpotentialen im EEG auf Phenhydan (2 × 1 Amp. i. v.) eingestellt. Diese Medikation sollte mindestens 3–4 Wochen fortgeführt werden. Die weitere Therapie wird dann von einer erneuten EEG-Kontrolle abhängig gemacht.
Bei *focalen Anfällen* erfolgt nach Ausschluß eines organischen Prozesses (Nachblutung, Meningitis) eine Grundeinstellung auf 4 × 10 mg Valium bzw. 4 × 1 Amp. Rivotril. Unter dieser Therapie auftretende weitere focale Anfälle werden mit Valium im Dauertropf

(50 mg auf 250 ml nach Vorschrift) nach Bedarf unterbrochen (Tabelle 46).
Zur Verhinderung von toxischen Nebenwirkungen sind regelmäßige *Blutspiegelbestimmungen* der Antiepileptica bei Langzeittherapie dringend indiziert. Eine Antikonvulsiva-Dauereinstellung sollte nur unter fachneurologischer Kontrolle erfolgen (Abb. 38a, b).

Tabelle 46. Indikation, Auswahl und Dosierung der wichtigsten Sedativa und antikonvulsiver Medikamente

Unruhe	Valium	1–2 Amp. i. v. (4–5 × tägl.)
Streckmechanismen Leichte Beatmungs-störungen	Truxal Neurocil	50 mg i. v. verdünnt (4–5 × tägl.)
Beatmungskomplika-tionen	Fentanyl Lytischer Cocktail (Atosil, Megaphen Dolantin) verdünnt Paneuronium	2–4 ml i. v. 2–4 ml i. v. 1 Amp. i. v. 10 Amp. Dauertropf
Durchgangssyndrom	Melleril Melleril ret. Haloperidol Neurocil	2 × 100 mg oral 200 mg oral 1 Amp. i. v. – 3 × 20 Tr. 15–25 mg i. m.
Generalisierter Krampfanfall	Phenhydan Luminal	bis 3 × 1 Amp. i. v. 3 × 200 mg i. v.
Fokaler Anfall	Valium	1–2 Amp. i. v. (evtl. Dauertropf 50 mg auf 250 ml)
	Rivotril	1–2 Amp. i. v.

Abb. 38. Serum- und Liquorkonzentration nach einem einmaligen Bolus von 600 mg Phenobarbital (**a**) bzw. 750 mg Phenytoin (**b**) (SOP = suboccipital, LP = lumbal) ▷

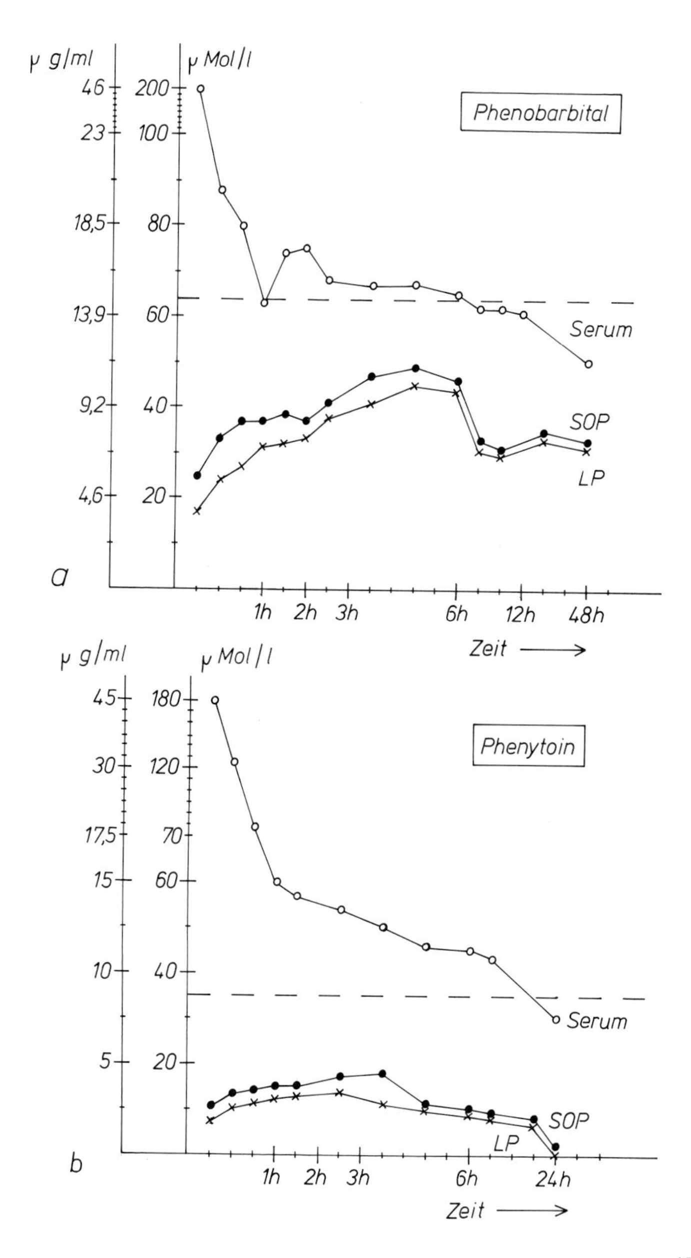

µg/ml
µMol/l
46
200
23
100
18,5
80
13,9
60
9,2
40
4,6
20
Phenobarbital
Serum
SOP
LP
a
1h
2h
3h
6h
12h
48h
Zeit
µg/ml
µMol/l
45
180
30
120
17,5
70
15
60
10
40
5
20
Phenytoin
Serum
SOP
LP
b
1h
2h
3h
6h
24h
Zeit

O. Todeszeitbestimmung

Nach schweren Hirnfunktionsstörungen ist die Diagnose des endgültigen Hirntodes oft nicht einfach zu stellen.

Klinisch neurologische Befunde des irreversiblen Hirntodes sind:

① Tiefe Bewußtlosigkeit, auf Schmerzen keine Reaktion
② Sistieren der Spontanatmung
③ Weite, lichtstarre Pupillen
④ Abfall der Körpertemperatur und Blutdruck
⑤ Ausfall der Hirnstammreflexe.

Hierbei muß Medikamentenwirkung sicher ausgeschlossen sein. Dies ist bei Patienten, die über andere Krankenhäuser eingeliefert werden, häufig nicht einfach.
Die Intensivtherapie sollte über eine Stunde fortgeführt werden (Beatmung mit reinem O_2, Volumensubstitution). Tritt unter dieser Behandlung keine Änderung des Zustandes ein, muß der Patient als klinisch tot betrachtet werden. Unterstützt werden diese Befunde durch technische Untersuchungen, wie die Kontrastdarstellung der Hirngefäße sowie das EEG.

Die Richtlinien der Deutschen Gesellschaft für Chirurgie zur Definition des Hirntodes lauten:

Der Gehirntod ist anzunehmen, wenn:
① die bisher gültigen Todeskriterien vorhanden sind (damit ist der klinisch-neurologische Befund gemeint),
② nach einer therapeutisch nicht mehr beeinflußbaren Kreislaufdepression ein Atem- und Herzstillstand eintritt, wenn es sich um

a) ein Ende einer unheilbaren Krankheit,
b) einen fortschreitenden Verfall der vitalen Funktionen in ihrer Gesamtheit handelt.

Der Gehirntod ist auch anzunehmen vor dem Aussetzen der Herzaktion, wenn es im Falle einer direkten Gehirnschädigung

① zu folgenden gleichzeitigen Ausfallerscheinungen des zentralen Nervensystems über 12. Std kommt:
   a) Bewußtlosigkeit
   b) fehlende Spontanatmung
   c) beidseitige Mydriasis und fehlende Lichtreaktion
   d) isoelektrisches EEG unter angemessenen Ableitebedingungen
   e) Fortbestand der Kriterien a–d und Wiederholung des EEG nach 12 Std.

oder

② zu einem angiographisch nachgewiesenen intrakraniellen Kreislaufstillstand gekommen ist, der wenigstens 30 min gedauert hat.

Voraussetzung ist, daß folgende Kriterien bei der Ableitung des EEG's erfüllt sind (Deutsche EEG-Gesellschaft):

① Das EEG muß völlig artefaktfrei geschrieben sein.
② Das EKG muß mitregistriert werden.
③ Die Dauer der Ableitung sollte in einem Zeitraum von mindestens 30 min durchgeführt werden, eine Wiederholung soll nach 6 Std erfolgen.
④ Es muß immer ein 8-Kanal-Schreiber zur Verfügung stehen, wobei die 3fache Verstärkung der normalen Ableitung als Mindestverstärkung vorausgesetzt wird. Die Zeitkonstante sollte 1 sein (normal 0,3), die Elektrodenwiderstände sollten unter 20 km geschaltet werden.

P. Rehabilitation

Unter Mitarbeit von Renate Gobiet

I. Leichte und mittelschwere Verläufe

Nach leichten und mittelschweren Hirnfunktionsstörungen mit nur kurzzeitigem Bewußtseinsverlust wird vor der endgültigen Erholung normalerweise ein *Durchgangsstadium* durchlaufen. Dieses ist gekennzeichnet durch wechselnde Bewußtseinslage, Desorientiertheit, aspontane, häufig aggressive und delirante Züge.
Eine Betreuung auf der Normalstation ist bei ausgeprägten Zustandsbildern nicht möglich. Sehr bewährt haben sich *Wachzimmer,* in denen ständig eine personelle Beaufsichtigung gewährleistet ist.
Die *Dauer* des Durchgangssyndroms ist sehr unterschiedlich. Sie kann zwischen wenigen Tagen und einigen Wochen liegen.
Mit zunehmender Besserung überwiegen Phasen der Orientiertheit und Kooperation, so daß die Mobilisierung und gezielte Nachbetreuung möglich wird. Bei peripheren oder zentralen neurologischen Ausfällen muß die Überweisung in ein *spezielles Rehabilitationszentrum* zur differenzierten Nachbehandlung erwogen werden.

II. Schwere Verläufe

Im Gegensatz hierzu ist der Verlauf nach schweren Hirnfunktionsstörungen durchaus unterschiedlich. Hier werden zwar auch verschiedene Entwicklungsstufen durchlaufen.

Innerhalb dieser Phasen ist jedoch ein wesentlich aufwendigerer therapeutischer Einsatz notwendig, um die Möglichkeit der Besserung bzw. Ausheilung herbeizuführen.

1. Apallisches Syndrom

Die anfangs beschriebenen *Mittel- bzw. Bulbärhirnsyndrome* sind nach Gerstenbrand als Vorstadium eines Symptomenkomplexes aufzufassen, der in der Literatur als apallisches Syndrom bezeichnet wird.

Das Vollbild ist wie folgt gekennzeichnet:

① Bewußtlosigkeit. Hierbei ist jedoch Augenöffnen, ohne zu fixieren möglich.
② Zunehmende Stabilisierung vegetativer Funktionen.
③ Fortbestehen von Streck- bzw. Beugemechanismen.
④ Auf Schmerzreize höchstens Massenbewegungen.
⑤ Motorische Primitivschablonen: Kauen, Schmatzen, eventuell Schlucken.

Die Behandlung kann in diesem Stadium nach den Richtlinien der vorher beschriebenen Intensivtherapie nur symptomatisch sein. Wichtig ist die Verhütung von Kontrakturen durch intensive Krankengymnastik sowie gezielte Decubitusprophylaxe. Die vitale Gefährdung des Patienten ist weiter gegeben, so daß die Betreuung auf der Intensivstation notwendig ist.

Außer Patienten mit primärer Hirnstammschädigung können diese Phase auch Fälle mit langdauernder Bewußtlosigkeit durchlaufen, bei denen initial keine Hirnstammbeteiligung diagnostiziert wurde.

Entscheidend ist, daß das apallische Syndrom zwar in einigen Fällen Endzustand, bei den meisten jedoch nur als Durchgangsstadium anzusehen ist.

Eine Tendenz zur Besserung wird als *Remissionsstadium* bezeichnet. Zweckmäßigerweise muß unterschieden werden zwischen dem beginnenden und dem eigentlichen Remissionsstadium.

2. Beginnendes Remissionsstadium

Das Kardinalsymptom der beginnenden Remission ist die *zunehmende Bewußtseinsaufhellung.* Da dieses nur allmählich und oft nur angedeutet eintritt, muß bei bewußtlosen Patienten immer wieder intensiv geprüft werden, ob nicht schon *Anzeichen der beginnenden Remission vorliegen.*
Diese sind:

- Auf Schmerzreize Übergang der Massenbewegungen in ungezielte bzw. gezielte Abwehrbewegungen.
- Erste sichtbare Reaktion auf energisches Ansprechen, z. B. Öffnen der Augen, Hand drücken, Zeigen der Zunge, kurzzeitiges Fixieren, Halten von Gegenständen. Mimische Äußerungen sind noch nicht zu erwarten.

Diese Antworten erfolgen anfangs nicht konstant und sind häufig erst nach mehrfacher, energischer Aufforderung auszulösen.
Eine regelmäßige, intensive Beschäftigung mit dem Patienten ist unumgänglich, um diese Reaktionen so früh wie möglich zu erfassen. Es ist in der Frühphase nicht zu erwarten, diese während einer einmaligen oder nur kurzzeitigen Untersuchung bzw. Visite beobachten zu können.
Die frühzeitige Diagnostik des beginnenden Remissionsstadiums ist für den weiteren Verlauf sehr wichtig. Bei *konsequenter Nachbehandlung* haben viele Patienten, die diese Stufe erreichen, eine gute Möglichkeit der weitgehenden Ausheilung bzw. Wiedererlangung eines lebenswerten Zustandes.

Wird in dieser Phase nicht mit der Therapie begonnen, besteht die Gefahr, daß der Patient entweder

- in das apallische Stadium zurückfällt
- auf der gleichen Stufe stehenbleibt
- oder nur einen relativ kleinen Entwicklungssprung durchläuft.

Hervorstechendstes Merkmal der beginnenden Remissionsphase ist das Fehlen von differenzierten geistigen oder körperlichen Funktionen bei extremer Antriebslosigkeit.
Für den Betreuer ist dieses Stadium äußerst schwierig und mühselig,

da deswegen eine gezielte Therapie im eigentlichen Sinne nicht möglich ist.
Es kommt darauf an, durch direkte und intensive Ansprache immer wieder Reaktionen hervorzurufen, aufzugreifen und weiterzuführen. Dies ist die einzige Möglichkeit, die Passivität zu durchbrechen und – durch die häufige Übung – gestörte Funktionskreise neu zu bahnen.
Zur *Aktivierung* kommt eine Trias von optischen, akustischen und taktilen Reizen in Frage (Lichtreize, Bewegung von Gegenständen, Sprache, Töne, Berühren von Gegenständen, Führen der Hand). Motorische Primitivschablonen können zu Fütterungsversuchen ausgenutzt werden.
Da Konzentrationszeit und Merkfähigkeit extrem kurz sind, müssen die Ansprachen so häufig wie möglich erfolgen.
Passive technische Hilfsmittel (Radio, Fernsehen, Tonband) werden zunächst keine Hilfe sein.
Wichtig ist hierbei die *Mitarbeit des Pflegepersonals.* Bei jeder Tätigkeit am Patienten sollte dieser angesprochen werden, auch wenn noch kein eindeutiges Sprachverständnis vorliegt. Bei pflegerischen Verrichtungen (Waschen, Betten) können weitere Versuche zur Aktivierung unternommen werden.
Einen besonderen Punkt nimmt die *krankengymnastische Betreuung* ein. Sie wird mehrmals täglich durchgeführt, um die körperlichen Ausfälle, insbesondere Kontrakturen, so gezielt wie möglich zu behandeln bzw. zu verhindern. Wichtig ist hier der Einschluß einer auch nur wenig ausgeprägten Kooperation des Patienten in den Therapieplan.
So früh wie möglich ist der Patient unter Beachtung der Kreislaufverhältnisse aus der liegenden in eine aufrechte Lage (Sitzen) zu bringen, auch wenn noch keine Kopf- bzw. Körperkontrolle vorhanden ist. Dies betrifft Waschen, Fütterungsversuche sowie alle beschäftigungstherapeutischen Maßnahmen.
Erfahrungsgemäß nimmt mit fortschreitender körperlicher Aktivierung auch die geistige Entwicklung zu.
Mit zunehmmender Bewußtseinsaufhellung treten neben vermehrten körperlichen Aktivitäten auch *erste mimische Äußerungen* als Ausdruck differenzierter geistiger Leistungen auf. Die Patienten greifen gezielter, es besteht eine vermehrte Spontanmotorik (Nesteln, Drehen des Körpers: Bettbretter), längeres Fixieren, eventuell

adäquates Kopfnicken oder -schütteln. Psychisch sind sie entweder indifferent oder negativ ablehnend, weinerlich, manchmal aggressiv. Wegen der längeren Belastungsfähigkeit muß die Betreuung zeitlich ausgedehnt werden. Unter Berücksichtigung adäquater Erholung sollte auch weiter so oft wie möglich gearbeitet werden, wobei immer nur eine *Einzeltherapie,* möglichst durch den gleichen Betreuer sinnvoll ist. Eine Verteilung der Aufgaben auf merere Betreuer ist in dieser Phase noch nicht möglich, da die wenigen Reaktionen, die vom Patienten kommen, nicht in Fachbereiche einzuteilen sind, sondern fließend ineinander übergehen (Ausnahme: Krankengymnastik).

Es hängt im wesentlichen von der Zugewandtheit, Aufgeschlossenheit, Zuversichtlichkeit sowie dem persönlichen Einsatz der Verantwortlichen ab, inwieweit ein Patient in diesem Stadium Fortschritte machen kann.

Jede Resignation wirkt sich, bewußt oder unbewußt, auf die Aktivität des Betreuers aus und hat damit negative Einwirkung auf die Entwicklung des Patienten.
In mancher Hinsicht kann man sich – auch bei Erwachsenen – in dieser Phase an Maßnahmen orientieren, die für gesunde Kinder im ersten Lebensjahr angezeigt sind. Theoretische Kenntnisse und praktische Erfahrungen in der Behindertenpädagogik erleichtern die Beurteilung des Krankheitsbildes sowie die Auswahl der Therapiemöglichkeiten.

III. Probleme der Einbeziehung von Angehörigen

Die aktive Beteiligung von Angehörigen in der frühen Phase der Rehabilitation hätte eine Reihe denkbarer Vorteile. Einmal ist ihnen der prämorbide Zustand besser vertraut, so daß sie versuchen können Erinnerungen zu wecken oder besondere Eigenheiten zur weiteren Behandlung aufzunehmen.

Zum anderen bedeutet dies eine wesentliche personelle Entlastung, wodurch die Therapie noch intensiviert werden könnte.

Die Erfahrung hat aber gezeigt, daß eine solche Unterstützung nur bedingt möglich ist.

Die meisten Angehörigen sind durch die neue Situation und die ungewohnte Reaktion des Patienten verunsichert. Die Hilflosigkeit weckt Mitleid und Besorgnis, wobei verschiedene Handlungsweisen zu beobachten sind.

Die Mehrzahl ist *überängstlich.* Hier herrscht der Leitgedanke vor, daß der Patient wegen der Schwere seiner Krankheit zur Genesung weitgehende Schonung und Ruhe braucht.

Diese Haltung wird durch die Passivität des Patienten noch unterstützt. Eine aktive gezielte Mitarbeit ist nicht zu erwarten. Intensive Betreuung ist in ihrer Gegenwart nicht möglich und wird oft abgeblockt. Die Zuwendung erstreckt sich hauptsächlich auf übermäßige Fütterung sowie weitgehend passive Maßnahmen wie: Vorlesen, Tonband abspielen, Erzählen und Streicheln.

Andere Angehörige sind *überaktiv.* Der Gedanke eines bleibenden Hirnschadens beherrscht das Bild. Sie beginnen häufig in der Frühphase, wenn gerade Fixieren, Greifen oder Lautformungen einsetzen, durch Stellung schwieriger Aufgaben, die geistige Situation zu prüfen. Hiermit ist der Patient normalerweise überfordert.

Um diesen Reaktionen zuvorzukommen, ist schon frühzeitig ein ausführliches *ärztliches Gespräch* mit den Angehörigen notwendig. Auf den phasenhaften Verlauf des Krankheitsbildes und die jeweils notwendigen Maßnahmen ist hierbei besonders einzugehen.

In angemessenen Abständen muß ein Fazit der zurückliegenden Zeit gezogen und die weitere Arbeitsrichtung festgestellt werden. Hieran sollten alle Betreuer teilnehmen.

Sehr günstig ist es, wenn die Angehörigen schon auf der Intensivstation in Abständen den Patienten sehen können. Hierbei sollten besonders die augenblicklich vorhandenen Reaktionen demonstriert werden. Nach entsprechender Vorbereitung braucht eine solche Konfrontation nicht erschreckend zu wirken. Der weitere Verlauf kann jedoch wesentlich objektiver beurteilt werden.

IV. Remissionsphase

Das Auftreten differenzierter *mimischer Ausdrücke* (Lächeln, Weinen) bedeutet, daß eine Phase *zunehmender Kooperation* beginnt. Hauptmerkmal ist jedoch noch immer der fehlende bzw. stark reduzierte Antrieb.

Hier ist die Möglichkeit einer *gezielteren Therapie* gegeben. Diese wird ihren Schwerpunkt im Wiedererwerb lebenspraktischer Funktionen haben. Ziel ist eine möglichst weitgehende Selbständigkeit, um eine differenziertere Rehabilitation anschließen zu können.

Zu den lebenspraktischen Übungen zählen:

- Training von Feinmotorik und Koordination
- Sitzen und Gehen bzw. Benutzen des Rollstuhles
- Nahrungsaufnahme, Körperpflege, Sauberkeit
- Sprache
- Konzentration, Ausdauer, Merkfähigkeit
- Förderung sozialer Kontakte
- Gezielte Krankengymnastik zum Abbau von Paresen und Kontrakturen

Die Übungen müssen sinnvoll miteinander verknüpft werden, um die noch beschränkten geistigen und körperlichen Fähigkeiten voll auszunutzen. Auch in dieser Phase ist eine Behandlung durch mehrere spezialisierte Therapeuten noch nicht indiziert. Ein echter Erfolg ist zunächst ebenfalls nur durch *Einzeltherapie* zu erwarten.

Wegen der wechselvollen Konzentrationslage sollten die Übungen dem jeweiligen Zustand des Patienten angepaßt werden. Phasen erhöhter Aufmerksamkeit können zur intellektuellen Schulung genutzt werden. Während verminderter Konzentration führen betont motorische Übungen, neben dem eigentlichen Trainingseffekt, gleichzeitig zu erneuter Aktivierung.

Die Therapie ist so anzulegen, daß der Patient ein Erfolgserlebnis erfährt, da er auf Grund seiner Behinderung und der bisherigen Behandlung überwiegend negative Erfahrungen gesammelt hat.

Um dies zu bewirken, sind natürlich auch Hilfestellungen erlaubt und manchmal notwendig. Ein sparsamer und überlegter Einsatz ist je-

doch erforderlich, um den Erfolg der Behandlung nicht zu gefährden. Es muß immer berücksichtigt werden, daß in diesem Stadium die passive Grundhaltung des Patienten überwiegt und eine volle Einsicht der Situation nicht besteht.
Alle Lernanweisungen sind deshalb zunächst noch einfach, ruhig und eindringlich zu geben, wobei neben der erforderlichen Unterstützung ein wiederholtes Demonstrieren des Ablaufes notwendig ist.
Die *Dauer* der gezielten Einzelarbeit richtet sich nach der Aufnahmefähigkeit des Patienten. Wegen der initial nur kurzzeitigen Belastbarkeit muß die Intensität deswegen durch mehrere über den Tag verteilte Einzelunterrichte gewährleistet werden.
Da in dieser Phase 1–2tägige Pausen den Erfolg einer ganzen Wochen in Frage stellen können, muß nach Lösungen gesucht werden, um auch Sonn- und Feiertage übungsmäßig zu nutzen.

V. Besonderheiten

1. Motorik

Das wachsende Verständnis führt dazu, daß einfache Aufgaben erfüllt werden können. Auf den geistigen und körperlichen Zustand abgestimmtes Beschäftigungsmaterial ist unterstützend notwendig.
Wichtig ist, daß *paretische Gliedmaßen* von Anfang an gezielt eingesetzt werden, auch wenn dies manchmal den Fortlauf einer Übung verzögert und vom Patienten abgelehnt wird. Die dauernde bewußte Benutzung gelähmter Gliedmaßen ist die einzige Möglichkeit, später von der fuktionellen Seite ein befriedigendes Ergebnis zu erzielen. Hierauf sind alle betreuenden Personen eindringlich hinzuweisen.
Alle Übungen sollten sitzend, außerhalb des Bettes, oder zumindest sitzend im Bett erfolgen. Hierdurch werden automatisch die Kopfkontrolle, das Gleichgewicht sowie der Kreislauf geschult. Damit ist ein wichtiger Grundstock für die nachfolgenden Gehversuche gebildet.

2. Selbständige Nahrungsaufnahme

Zur Unterstützung haben sich bewährt: rutschfeste Unterlagen, Spastikerbesteck, Trinkbecher mit Haltegriff. Wichtig ist die Auswahl der Kost (anfangs passiert oder pürriert).

3. Sprache

Die ersten Wortformungen erfolgen zunächst nur stimmlos. Mit Hilfe von Atemübungen können später stimmhafte Laute gebildet werden. Diese werden über Ein- und Zweiwortsätze zu längeren Sätzen ausgebaut.

4. Sauberkeit

Urin- und Stuhlabgang erfolgen relativ lange unkontrolliert. Häufiges Erinnern und Auffordern sind notwendig, um eine bewußte Kontrolle zu erreichen.

5. Förderung der sozialen Kontakte

Der frühzeitige Kontakt zu anderen Patienten der Umgebung ist besonders wichtig, weil hierdurch auch außerhalb der Therapiezeiten Ansprache erfolgt. Diesen Kontakt zu fördern, muß Bestandteil der Therapie sein (z. B. einfache Gesellschaftsspiele).

VI. Rehabilitationsphase

Ziel der Rehabilitationsmaßnahmen ist es, durch differenzierte Behandlung zentrale und periphere Ausfälle zu beseitigen, um eine Integration in das Sozial-, Schul- bzw. Berufsleben zu erreichen.

Entgegen den Bedürfnissen der Remissionsphase sind jetzt eine Reihe spezialisierter Betreuer notwendig, um eine möglichst optimale Therapie zu gewährleisten.

Die Notwendigkeit zur speziellen neurologischen Rehabilitation ist bei folgenden Ausfällen gegeben:

- Hirnorganische oder psychoreaktive Verhaltens- und Anpassungsstörungen
- Beeinträchtigung intellektueller sowie weiterer psychischer Leistungsfunktionen
- Lähmungen und andere motorische Funktionsbeeinträchtigungen
- Neurophysiologische Störungen (Aphasie etc.)
- Anfallsleiden
- Vegetative und vasomotorische Regulationsstörungen.

In der Regel wird es sich um *komplexe Ausfälle* handeln, wobei eine ambulante Nachbetreuung wegen der Schwere des Krankheitsbildes nur in wenigen Fällen möglich sein wird (z. B. Aphasie und organisches Psychosyndrom oder Parese und intellektuelle Beeinträchtigung).
Es ist deswegen zu fordern, daß bei Vorliegen der oben beschriebenen Ausfälle eine Einweisung in *spezielle neurologische Rehabilitationszentren* erfolgt, um die notwendigen medizinischen und berufsfördernden Maßnahmen durchführen zu können. Gesetzliche Grundlagen bilden u. a. § 10 und § 11 des Rehabilitations-Ausgleichsgesetzes.
Über den *Zeitpunkt der Verlegung* entscheiden sowohl medizinische Notwendigkeiten als auch Kapazität und personelle Ausstattung der Rehabilitationseinrichtung.

> Wünschenswert wäre es, die Verlegung so früh wie möglich durchführen zu können, d. h. nach Abschluß der neurologisch-neurochirurgischen Akutbehandlung mit beginnendem Remissionsstadium.
> Die Erfahrungen haben gezeigt, daß bei frühzeitigem Beginn und konsequenter Weiterführung der rehabilitativen Maßnahmen die Ergebnisse deutlich günstiger sind.

Zusammenstellung der wichtigsten Symptome des apallischen Vollbildes, der Remissions- und Rehabilitationsphasen sowie des Durchgangsstadiums:

1. Apallisches Vollbild

Keine Reaktion auf Ansprechen, Streck- und Beugemechanismen, auf Schmerzreize höchstens Massenbewegungen, Augen öffnen ohne zu fixieren, motorische Primitivschablonen (Kauen, Schmatzen, evtl. Schlucken), Stabilisierung der Vitalfunktionen.

2. Beginnende Remission

Auf Schmerzreize Abwehrbewegungen, erste Reaktionen auf energisches Ansprechen, kurzzeitiges Fixieren, Fehlen von differenzierten geistigen und körperlichen Funktionen bei extremer Antriebslosigkeit.

3. Remission

Differenziertere mimische Äußerungen, gezieltere Bewegungen, Fixieren, Verstehen, Kopfnicken und -schütteln, sprachliche Äußerungen (über Ein- zum Mehrwortsatz), Einsetzen von Erinnerungen, zunehmende Kooperation, stark reduzierter Antrieb, noch keine Stuhl- und Urinkontrolle.

4. Rehabilitation

Allmähliche Stuhl- und Urinkontrolle, soziale Kontakte, differenziertere geistige und körperliche Leistungen, neurologische und psychische Störungen noch erkennbar.

5. Durchgangsstadium

Wechselnde Bewußtseinslage, motorische Unruhe, delirante und aggressive, häufig weinerliche Phasen, Desorientiertheit.

Voraussetzung aller rehabilitativen Bemühungen ist, daß das jeweilige Zustandsbild nicht als Terminal-, sondern als Übergangsstadium angesehen werden muß, wobei die Entwicklungsmöglichkeiten des Patienten proportional dem persönlichen Einsatz der Betreuer gehen. Sofern der Begriff der cerebralen Funktionsstörung als Synonym für einen mehr oder weniger irreparablen Dauerschaden angesehen wird, werden therapeutische Aktivitäten von vornherein gebremst.

Rehabilitationseinrichtungen

Nachstehend folgt eine Aufstellung der vorhandenen Rehabilitationseinrichtungen in der BRD, wobei kurz die Indikation zur Aufnahme sowie einige wichtige Daten aufgeführt sind (nach Angabe der Einrichtungen).
Im Einzelfall ist ein direkter und frühzeitiger Kontakt mit der entsprechenden Einrichtung notwendig. Wegen der oft langen Wartezeiten ist die rechtszeitige Anmeldung besonders wichtig.
Von den meisten Häusern wird umfassendes Informationsmaterial zugesandt.
Eine *Kostengarantie* der zuständigen Kassen bzw. LVA muß vor Aufnahme vorhanden sein. Um Verzögerungen zu vermeiden, sollte auch der Antrag zur Kostenübernahme rechtzeitig gestellt werden.

Die Anmeldung sollte enthalten:

- Unfallart bzw. neurologische Diagnose
- Dauer der Bewußtlosigkeit
- Augenblicklicher Befund in körperlicher und geistiger Hinsicht
- Psychische Veränderungen
- Paresen
- Stuhl- und Urinkontrolle
- Selbständige Verrichtungen (Essen, Körperpflege usw.), bettlägerig, Rollstuhl, Gehhilfen.

Besonderheiten:
- Kanülenträger
- Frakturen
- Anfälle
- Decubitus.

Nachbehandlungsklinik für Hirn- und Nervenverletzte
Haus „August Bier" Tel.: (04523) 3021–22
Diekseepromenade 9–11
2427 Malente

Aufnahmebedingungen:
Nach chirurgisch abgeheilten traumatischen und anderen exogenen Hirn- und Nervenschäden bei Erwachsenen und im begrenzten Umfang auch bei Kindern.
Sondereinrichtungen: Bäder- und Bewegungstherapie, Beschäftigungstherapie, Hirntraining, Beschulung schulpflichtiger Kinder, Logopädie. Psychiatrische Versorgung.
82 Betten, 4 Wachstationsbetten.

Neurologische Rehabilitationsabteilung
Hamburgisches Krankenhaus Tel.: (05821) 811
3118 Bevensen

Hirntraumatiker werden nur in geringer Zahl behandelt.
Psychische Defekte können nicht therapiert werden.

Rehabilitationsklinik, Diana-Klinik Tel.: (05821) 3041
3118 Bad Bevensen

Aufnahmebedingungen:
Patienten aller Behinderungsgrade und zu jedem Stadium der Krankheitsentwicklung nach Erstbehandlung im Akut-Krankenhaus.

Neurologische Spezialklinik Tel.: (05152) 2070
„Haus Niedersachsen"
3253 Hessisch Oldendorf

Rehabilitation nach traumatischer, durchblutungsbedingter und entzündlicher Schädigung des Gehirns und Rückenmarks, nach operativen Eingriffen, Anfallsleiden, degenerativen Erkrankungen wie Parkinson-Syndrom oder multipler Sklerose, cervicale und lumbale Bandscheibenerkrankungen, Erkrankungen aus dem psychischen Bereich.
Aufnahmebedingungen:
Frühzeitig, nach Abschluß der intensivmedizinischen Maßnahmen (Phase Ib). Erwachsene und Kinder ab 4 Jahre.

Kontraindikation:
Akute Psychosen mit hochgradigen Erregungszuständen oder suicidaler Gefährdung.
Besonderheiten:
Überwachungsstation, interne Abteilung, Neurophysiologie. Krankengymnastik, Ergotherapie, Heilpädagogik, Bäderabteilung, Hirnleistungstraining, vorbereitende schulische bzw. berufliche Maßnahmen. Sprachtherapie.
Durchführung von Kurmaßnahmen.

Medizinische Rehabilitationsstätte
Haus Lindenbrunn — Tel.: (05156) 8200
Postfach 1120 — und 8206–9
3256 Coppenbrügge

Aufnahmebedingungen:
Hirntraunmatische Schädigungen werden nach Absolvieren der Akutphase aufgenommen. Keine Kinder, von zwingenden Ausnahmen abgesehen.

1. Apalliker, wenn apparative Überwachung nicht mehr notwendig ist.
2. Sprachgestörte und Aphasiker
3. Anfallsleidende
4. Spastisch Gelähmte.

Westfälisches Landeskrankenhaus
in der Haard — Tel.: (02365) 8556–58
Fachkrankenhaus für Jugendpsychiatrie
Halterner Str. 525
4370 Marl-Sinsen

Aufnahmebedingungen:
Diagnostik und Behandlung aller Arten und Grade neuropsychiatrischer Erkrankungen.
Schädel-Hirnverletzte aus dem westfälischen Raum vom 2.–14. Lebensjahr, später bis zum 18. Lebensjahr.

Hardtwaldklinik Tel.: (05626) 721
Hardtstr.
3584 Zwesten bei Bad Wildungen

Vertragshaus der BfA, 10 Betten für das Bundesbahn-Sozialamt, wenige Betten für LVA-Patienten.
24–50 Betten für akute neurologische Erkrankungen aus der Umgebung, davon 4 Betten für Intensivpflege (für Patienten aller Kostenträger).
Aufnahmebedingungen:
Patienten sollten die üblichen Verrichtungen des täglichen Lebens ohne fremde Hilfe ausführen können.

Rehablilitationszentrum der Universität Köln Tel.: (0221) 4781
5000 Köln 41

Aufnahmebedingungen:
Patienten müssen aktiv an den Behandlungsmaßnahmen teilnehmen können. (Krankengymnastik, Beschäftigungs- und Arbeitstherapie, Sprachheilbehandlung, Schulunterricht.)
Die Maßnahmen können auch teilstationär mit Hotelunterbringung oder ganztägig ambulant erfolgen.
20 Betten für Männer, 12 für Frauen, 4 für Kinder, 24 Plätze für ganztägige ambulante Behandlung.

Neurologisches Sanatorium
Haus Allner Tel.: (02242) 2763
Siegburger Str. 56
5205 Hennef/Sieg 1

Aufnahmebedingungen:
1. Stationäre Heilbehandlung nach abgeschlossener Rehabilitation zur Erhaltung der Arbeitsfähigkeit und zur Behebung einer akuten Dekompensierung.
2. Nach abgeschlossener klinischer Behandlung zur Vorbereitung auf Wiedereingliederung ins Berufsleben.

Wohnheim für Schwerbeschädigte
Happacher Hof Tel.: (02243) 3440
Inhaber: Alfons de Schrevel
5208 Happach/Sieg

Aufnahme:
1. Bettlägerige Schwerstpflegefälle (10 Betten)
2. Pflegebedürftige Patienten (8 Betten)
3. Betreuungsbedürftige Patienten (8 Betten)
4. Leicht psychisch Erkrankte.
Gesamte Bettenzahl 50.

Eifelhöhen-Klinik GmbH Tel.: (02486) 1411
Mühlenberg
3760 Nettersheim/Marmagen

Aufnahmebedingungen:
Patienten sollten nicht mehr dauernd bettlägerig sein, in den täglichen Verrichtungen weitgehend selbständig und kooperativ. Durchführung von neurol.-psychiatrischen Rehabilitationsbehandlungen, einschließlich Belastungserprobung und Arbeitstherapie.

Neurologische Klinik Tel.: (06442) 6016–18
Hubertusstr. 6–7
6333 Braunfels

Aufnahmebedingungen:
Möglichst früh nach Abschluß der Akut-Behandlung. Nur ausnahmsweise voll bettlägerige Patienten. Diese sollten „wach" und kooperativ sein. Bei sämtlichen Kassen anerkannt.

Neurologische Klinik Tel.: (0261) 66022
Walter Poppelreuter Haus
Heerstr. 65–67
5414 Vallendar/bei Koblenz

Aufnahmebedingungen:
Möglichst frühzeitig nach der Behandlung in neurochirurgischen und neurologischen Kliniken oder Unfallkrankenhäusern.

Bettlägerigkeit durch Lähmungen, Bewegungs- und Koordinationsstörungen, psychische Veränderungen und Anfallsleiden keine Kontraindikation. Patient muß kooperativ und kontinent sein. Frühzeitige arbeitspsychologische Untersuchungen bzw. Betreuung in Testwerkstätten zur nahtlosen beruflichen Wiedereingliederung.

Kinderkurklinik Viktoriastift — Tel.: (0671) 2281
Cecilienhöhe 3
6550 Bad Kreuznach

Aufnahmebedingungen:
Kinder und Jugendliche im Alter von 1–16 Jahren.

Rehabilitationsklinik — Tel.: (06221) 881
Bonhoefferstr.
6900 Heidelberg 1

Aufnahmebedingungen:
Medizinische und berufliche Rehabilitation Erwachsener. Bei der Aufnahme muß eine Kommunikation zum Patienten möglich sein. Therapeutische Spezialabteilung: BT/Ergotherapie, Krankengymnastik, Logopädie, Behindertenfahrschule, Berufsfindungsmaßnahmen, berufliche Rehabilitation, Rehabilitations- und Sozialberatung.

Rehabilitationsklinik Neckargemünd — Tel.: (06223) 8011
Im Spitzerfeld 25
6903 Neckargemünd
Rehabilitationszentrum für Kinder und Jugendliche mit umfassenden Rehabilitationsmöglichkeiten.

Aufnahmebedingungen:
Postakutphase nach Unfall.
Angeschlossene Fachdisziplinen: Orthopädie/Traumatologie, Pädiatrie, Innere Medizin.
Klinikschule bis Hochschulreife, Berufsförderung, besonders für Schwerstbehinderte.

Südwestdeutsches Rehabilitationskrankenhaus Tel.: (07202) 431
7516 Karlsbad 1

Aufnahmebedingungen:
Postakute Versorgung traumatisch Hirngeschädigter.
Internat für Maßnahmen der Berufsfindung und Arbeitserprobung, der beruflichen Vorbereitung und Anpassung.

Klinik für Rehabilitation und Prävention Tel.: (07243) 6241
7517 Waldbronn

Aufnahmebedingungen:
Patienten sollten nicht mehr bettlägerig sein.
Schwerpunkte der Behandlung: Krankengymnastik mit Thermalbewegungsbad, Beschäftigungstherapie mit Selbsthilfetraining und Hirnleistungstraining incl. Aphasietherapie.

Fachkrankenhaus für spezielle Erkrankungen
des Bewegungsapparates
Rommel-Klinik GmbH Tel.: (07081) 2071
Blätznerstr. 96
7547 Wildbad im Schwarzwald

Aufnahmebedingungen:
Patienten sollten nicht mehr streng bettlägerig sein, sondern rollstuhlfähig, steh- oder gehfähig.

Neurologisches Rehabilitationskrankenhaus
Kliniken Dr. Schmieder Tel.: (07734) 6022
7704 Gailingen, Krs. Konstanz

Aufnahmebedingungen:
Behandlung und Rehabilitation subakuter und chronischer Erkrankungen des Nervensystems, insbesondere von Folgezuständen nach Schädigung des Gehirns.
Nach Abschluß der Akutbehandlung werden auch voll bettlägerige Patienten aufgenommen.

Neurologisches Rehabilitationskrankenhaus
für Kinder und Jugendliche Tel.: (07734) 6005
Postfach 1
7704 Gailingen, Krs. Konstanz

Aufnahmebedingungen:
Kinder und Jugendliche im Alter von 8–20 Jahren mit Hirnschädigung durch Unfall. Der Patient soll sich in den täglichen Verrichtungen selbst versorgen können.
Alle Versicherungs- und Kostenträger.
Fachdienste: Ärztlicher Dienst (Kinder-, Jugendpsychiatrie, Neurologie, Orthopädie, Arbeitsmedizin), psychologischer Dienst, Sprachtherapie, Krankengymnastik, Physikotherapie, Ergotherapie, sozialpädiatrischer Dienst, Sozialdienst, Berufstherapie, Schule.

Neurologisches und Hirnverletztenkrankenhaus Tel.: (07071)
7400 Tübingen 62431, 62432
Postfach 2660

Aufnahmebedingungen:
Patienten sollten bei klarem Bewußtsein sein. Die intensivmedizinische Behandlung muß abgeschlossen sein.
72 Betten
Einrichtungen im Haus: Röntgenabteilung, EEG, Echo, heilgymnastische Behandlung, Bäder, Massagen, Arbeitstherapie.

Körperbehinderten-Kinderklinik Tel.: (07084) 432, 498
Römerweg7
7542 Schömberg i. Schwarzwald

Stationäre Behandlung von Kindern, auch mehrfachbehindert: Neurologische Erkrankungen (Cerebralparesen, Spastiker, degenerative Erkrankungen, Mißbildungen, Schädel-Hirnverletzungen, entzündliche Erkrankungen des Nervensystems), Muskelerkrankungen, Weiterbehandlung nach orthopädischen Operationen.

Literatur

Akioka T (1976) The effect of tham on acute intracranial hypertension. In: Beks TWF, Bosch DA, Brock M (eds) Intracranial Pressure III. Springer, Berlin Heidelberg New York, pp 219–221

v Albert H (1977) Der Schlaganfall. Münch Med Wochenschr 119: 1615–1620

Auer L, Oberbauer R, Trittlauf H (1977) Externe Ventrikeldrainage. Neurochirurgia 20: 48–54

Baedeker W (1977) Therapie des kardiogenen Schockes. Dtsch Med Wochenschr 103: 848–849

Baethmann A, Schmiedeck P (1973) Pathophysiology of cerebral edema: chemical aspects. In: Schürmann K, Brock M, Reulen H-J, Voth D (eds) Brain edema – Cerebello pontine angle tumor. Springer, Berlin Heidelberg New York (Advances in Nerosurgery, vol 1, pp 5–18)

Bauer BL, Pia HW (1966) Parenterale Ernährung in der Neurochirurgie. Prakt Anaesth 13: 124–130

Becker DP, Vries J (1972) The alleviation of increased intracranial pressure by the chronic administation of osmotic agents. In: Brock, M, Dietz H (eds) Intracranial Pressure I. Springer, Berlin Heidelberg New York, pp 309–315

Becker DP, Vries J (1974) Controlled cerebral perfusion pressure and ventilation in human mechanical brain injury. In: Lundberg N Intracranial Pressure II. Springer, Berlin Heidelberg New York pp 480–484

Berg G, Matzkies F (1975) Dosierungsrichtlinien bei der Infusion von Glucose, Sorbit, Fructose, Xylit und deren Mischungen. Dtsch Med Wochenschr 99: 633–639

Bongartz E B, Bock W, Grote W (1977) Definition und Feststellung des Hirntodes. Anaesthesiol Intensiv med Prax 13: 59–67

Bruce D A, et al (1973) Regional cerebral blood flow in comatose patients. J Neurosurg 38: 131–144

Carstensen G (1979) Die gefäßchirurgische Behandlung extrakranieller Erkrankungen. Neurol Psychiatr (Bucur) 5: 340–346

Chodkiewicz J P, Redonde A (1975) Pediatric head injuries. In: Penzholz H, Brock M, Hamer J, Klinger M, Spoerri O (eds) Brain hypoxia · pain.

Springer, Berlin Heidelberg New York (Advances in Neurosurgery, vol. 3, pp 395–400)
Dust G, Volles E (1979) Personelle und organisatorische Aufgaben bei der neurologischen Intensivversorgung. Krankenhausarzt 52: 566–568
Faupel G, Reule H J, Müller D, Schürmann K (1977) Clinical double Blind study on the effects of dexamethasone and closed head injuries. In: Wüllenweber R, Brock M, Hamer J, Klinger M, Spoerri O (eds) Lumbar disc Adult hydrocephalus. Springer, Berlin Heidelberg New York (Advances in Neurosurgery, vol 4, pp 200–204
Förster H (1979) Verwendung industriell vorgefertigter Diät. Infusionstherapie 6: 124–136
Gobiet W (1975) Neue Gesichtspunkte zur Überwachung von Patienten mit schwerem Schädel-Hirntrauma. Anästh Prax 10: 75–80
Gobiet W (1976) Die Behandlung des akuten traumatischen Hirnödems. Notfallmedizin 2: 98–103
Gobiet W (1976) Verlaufsuntersuchungen zum Verhalten der Hormone des Hypophysenvorderlappens, der Nebenniere sowie der biogenen Amine nach Schädel-Hirntrauma. In: Schmitt (Hrsg) Neurogener Schock. Schattauer, Stuttgart, S 91–98
Gobiet W (1977) Fortschritte in der Behandlung des Schädel-Hirntraumas im Kindesalter. Chirurg 148: 461–466
Gobiet W (1977) Intensivtherapie nach schwerem Schädel-Hirntrauma. Dtsch Ärzteblatt 74: 437–443
Gorden E (1971) Controlled respiration in the management of patients with traumatic brain injuries. Acta Anaesthesial Scand 15: 193–208
Gottstein U (1979) Pharmakotherapie zerebraler Durchblutungsstörungen. Neurol Psychiatr (Bucur) 5: 365–370
Grüber A, Kolb E, Tempel G (1975) Probleme der Aseptik bei der maschinellen Langzeitbeatmung. Anästh Prax 10: 97–100
Gumme T H, Lanksch W, Kretschmar K (1979) Intracranielle Blutungen im CT. Dtsch Ärzteblatt 24: 1627–1634
Grün L (1959) Desinfektion und Sterilisation als Mittel zur Bekämpfung des Hospitalismus. Chir Prax 1: 1–9
Heppner FG (1972) Für und wider der temporalen Entlastungstrepanation. Schweiz Arch Neurol Neurochir Psychiatr 111: 275–283
Herrschaft H (1976) Diagnose und Differentialdiagnose der akuten cerebralen Durchblutungsstörung. Internist 17: 16–22
Hohenfellner H (1978) Blasenspülungen. Dtsch Med Wochenschr 20: 850
Illberg C (1979) Intubationsfolgeschäden. Dtsch Ärzteblatt 2: 77–81
Klatzko I (1973) Pathophysiology of brain edema. In: Schürmann K, Brock M, Reulen HJ, Voth D (eds) Brain edema – cerebello potnine angle tumor. Springer, Berlin Heidelberg New York (Advances in Neurosurgery, vol 1, pp 1–4)
Klose R, Neuendörfer B, Peter K, Tarnow K (1971) Die konservative Behandlung des schweren Schädel-Hirntraumas. Prakt Anaesth 6: 112–126

Kölle H (1978) Nebenwirkungen von kolloidalen Plasmaersatzmitteln. Intensivbehandlung 4: 138–144
Kretschmar K, Wende S (1977) Möglichkeiten und Grenzen der Computertomografie. Neurol Psychiatr (Bucur) 5: 588–602
Laux W, Bues E (1960) Auslesefreie Längsschnittuntersuchungen nach traumatischer Hirnschädigung im Kindesalter. Med Klin 51: 2273–2278, 52: 2309–2314
Liesegang J, Bock W J, Seibert H, Schumacher W (1977) Blutgasanalytische Untersuchungen des Hirnkreislaufs unter dem Einfluß von Dihydroergotoxin. Arzneim Forsch 26: 1619–1622
Lorenz R (1973) Wirkungen intrakranieller raumfordernder Prozesse auf den Verlauf von Blutdruck und Pulsfrequenz. Acta Neurochir 20: 73–86
Lücking CH (1976) Cerebrale Komplikationen nach Polytraumatisierung. Intensivbehandlung 1: 26–35
Lücking CH (1976) Neurologische Diagnostik des Koma-Patienten. Intensivbehandlung 1: 65–70
Lüderitz D (1979) Tachykarde Rhythmusstörungen. Intensivtherapie 1: 1–5
Lundberg NG (1960) Continuous recording and control of ventricular fluid pressure in neurosurgical practise. Acta Psych and Neurol Scand 34: 139
Lundberg NG, Troupp H, Lorin H (1965) Continuous recording and control of VFP in patients with severe head injry. J Neurosurg 22: 518–590
Mahn KG (1976) Die Behandlung hypertensiver Notfälle. Herz 1: 180–184
Marx P (1976) Pathophysiologie und KLinik der akuten intrakraniellen Drucksteigerung. Nervenarzt 47: 583–595
Mathey K (1979) Behandlung der Herzinsuffizienz mit Vasodilatoren. Dtsch Med Wochenschr 16: 663–564
Mehnert H (1978) Therapie des Coma diabeticum. Dtsch Med Wochenschr 51: 592–594
Miller JD (1969) Reduction of increased ICP comparison between hyperbaric oxygen versus hyperventilation. Br J Surg 56: 630–634
Nicholas W, Dorsch MB, Symon L (1975) A practical technique for monitoring extradural pressure. J Neurosurg 42: 249–257
Niedermeier B, Bock WJ, Gobiet W (1974) Short anesthesia in infancy and childhood. In: Bushe KA, Spoerri O, Shaw J (eds) Progress in Pediatric Neurosurgery. Hippokrates, Stuttgart, pp 318–320
Niedermeier B, Bock WJ (1973) Langzeiternährung bei schwerkranken und bewußtlosen Patienten. Dtsch Ärzteblatt 38: 2447–2449
Ochs HR, Modem C (1979) Pharmakokinetisch häufig angewandte Antiarrhythmik. Dtsch Med Wochenschr 104: 592–596
Oovergaard J, Tweed A (1974) Cerebral circulation after head injury. J Neurosurg 41: 531–542
Pampus I. Backhausen E (1975) Druckgeschwüre: Verhütung und Behandlung in Praxis und Krankenhaus. Dtsch Ärzteblatt 6: 349–354
Pia HW (1979) Die operative Behandlung der spontanen intrazerebralen Blutungen. Neurol Psychiatr 5: 356–364
Pichlmayer J, Brinke G (1975) Blutgasanalyse auf der Intensivstation und

ihre therapeutischen Konsequenzen. Anaesthesiol Intensived Prax 10: 61–74
Reulen HJ (1971) Veränderungen der rCBF beim cerebralen Ödem und ihre therapeutische Beeinflussung durch Hyperventilation. Prakt Anäst 6: 426–430
v Reutern GM, Budinger HJ, et al (1970) Diagnose und Differenzierung von Stenose und Verschlüssen der Arteria carotis mit der Dopplersonografie. Arch Pschiatr Nervenkr 222: 191–197
Roosen K, Grote W (1975) Diagnosis and treatment of bilateral traumatic carotid-cavernosus fistulas. Neurochirurgia 18: 175–189
Sailer D (1979) Fettemulsionen in der parenteralen Ernährung. Klinikarzt 8: 129–134
Schmidt K (1963) Zur Wirkung einiger Osmotherapeutika. Anaesthesist 12: 216–221
Schmidt K (1967) Zur Onkotherapie des Hirnödems mit Furosemid. Acta Neurochir 17: 32–45
Seitz HD, Hirschauer B, Metzel E, Zimmermann WE (1972) Klinische und tierexperimentelle Untersuchungen zum Hirnstoffwechsel und Hirndurchblutung beim Schädel-Hirntrauma. Neurochirurgia 6: 201–209
Shapiro M, Stepler MD (1974) Barbiturate argumented hypothermia for intracranial hypertension. J Neurosurg 40: 90–100
Taube W, Gobiet W (1972) Intrakranielle Druckverhältnisse unter Ketamin. Springer, Berlin Heidelberg New York, S 223–227
Tönnis W, Loew F (1953) Einteilung der gedeckten Hirnschädigungen. Ärztl Prax 5: 13–14
Warlow L (1973) A double blind trial of doses of s. c. Heparin in the prevention of deep vein thrombosis. Lancet 2: 934–936

Weitere Literatur zum Hirnödem in:
Gobiet W (1978) Diagnostik und Therapie der akuten Hirnschwellung. Intensivbehandlung 3: 121–129

Übersichtsarbeiten

Benker O, Hippius H (1976) Psychiatrische Pharmakotherapie. Springer, Berlin Heidelberg New York

Bund Deutscher Hirnbeschädigter e. V., Humboldstr. 32, D-5300 Bonn: Zur Rehabilitation hirnverletzter Kinder und Jugendlicher. (Heft 9)

Chusid JG (1978) Funktionelle Neurologie. Springer, Berlin Heidelberg New York

Daunderer M, Weger N (1978) Vergiftungen. Springer, Berlin Heidelberg New York

Flügel KA (1970) Neurologische und psychiatrische Therapie. Straube, Erlangen

Gänshirt H (1972) Der Hirnkreislauf. Thieme, Stuttgart

Gerstenbrand F (1967) Das traumatische apallische Syndrom. Springer, Wien New York

Gobiet W (1979) Intensivtherapie nach Schädel-Hirntrauma. Springer, Berlin Heidelberg New York

Grabensee B (1975) Klinik und Therapie schwerer exogener Vergiftungen. Thieme, Stuttgart

Grote W (1975) Neurochirurgie. Thieme, Stuttgart

v Harnack G-A (1979) Pädiatrische Dosistabellen. Deutscher Apothekerverlag, Stuttgart

Hauptverband der gewerblichen Berufsgenossenschaften e. V. Langwartweg 103, D-5300 Bonn: Zur Verbesserung der Rehabilitation Schwer-Schädel-Hirnverletzter.

Heberer G, Schultis K, Hoffmann K (1976) Postaggressionsstoffwechsel. Schattauer, Stuttgart New York

Herrschaft H (1975) Die regionale Hirndurchblutung. Springer, Berlin Heidelberg New York

Jochheim KA, Scholz FJ (1975) Rehabilitation I–III. Thieme, Stuttgart

Kessel K (1969) Neurotraumatologie, Bd I, Die Frischen Schädel-Hirnverletzungen. Urban und Schwarzenberg, München Berlin Wien

Knothe H (1978) Tabellarium der Chemotherapie. Aesopus, Lugano München

Lange S, Grumme TH, Meese W (1977) Zerebrale Computertomografie. Schering AG, Berlin

Lange-Cosack H, Tepfer G (1973) Das Hirntrauma im Kindes- und Jugendalter. Springer, Berlin Heidelberg New York
Lanksch W, Grumme TH, Kazner E (1978) Schädelhirnverletzungen im Computertomogramm. Springer, Berlin Heidelberg New York
Lawin P (1975) Praxis der Intensivbehandlung. Thieme, Stuttgart
Lorenz R (1967) Intensivmedizin. Thieme, Stuttgart
Mummenthaler M (1967) Neurologie. Thieme, Stuttgart
Podlesch (1976) Anästhesie und Intensivbehandlung im Säuglings- und Kindesalter. Thieme, Stuttgart
Poeck K (1978) Neurologie. Springer, Berlin Heidelberg New York
Schenk E (1970) Neurologische Untersuchungsmethoden. Thieme, Stuttgart
Siegenthaler W (1976) Klinische Pathophysiologie. Thieme, Stuttgart
Wolff G (1977) Die künstliche Beatmung auf Intensivstationen. Springer, Berlin Heilberg New York

Sachverzeichnis

Kliniktaschenbücher

Eine Auswahl

H. H. von Albert: **Vom neurologischen Symptom zur Diagnose.** Differentialdiagnostische Leitprogramme. 1978. 6 Abbildungen. XI, 281 Seiten. DM 24,80 ISBN 3-540-08877-6

H. A. Baar, H. U. Gerbershagen: **Schmerz – Schmerzkrankheit – Schmerzklinik.** 1974. 16 Abbildungen. VIII, 80 Seiten. DM 15,– ISBN 3-540-06553-9

G. G. Belz, M. Strauch: **Notfall EKG-Fibel.** Mit einem Beitrag von F. W. Ahnefeld. 2., überarbeitete Auflage. 1977. 43 Abbildungen. VIII, 96 Seiten. DM 18,80 ISBN 3-540-08395-2

M. Daunderer, N. Weger: **Vergiftungen.** Erste-Hilfe-Maßnahmen des behandelnden Arztes. 2., neubearbeitete Auflage. 1978. 15 Abbildungen und ein Verzeichnis der Gifte. XI, 218 Seiten. DM 22,80. Mengenpreis ab 20 Exemplare: DM 18,25 ISBN 3-540-08643-9

H. Feldmann: **HNO-Notfälle.** 1974. 65 Abbildungen. X, 156 Seiten. DM 16,80 ISBN 3-540-06531-8

G. Friese, A. Völcker: **Leitfaden für den klinischen Assistenten.** 2., neubearbeitete Auflage. 1977. 27 Abbildungen, 7 Tabellen. IX, 170 Seiten. DM 21,– ISBN 3-540-08128-3

W. Gobiet: **Intensivtherapie nach Schädel-Hirn-Trauma.** 2., korrigierte Auflage. 1979. 58 Abbildungen, 49 Tabellen. XIII, 199 Seiten. DM 24,– ISBN 3-540-09358-3

F. Láhoda, A. Ross: **Echoenzephalographie.** Ein Leitfaden für Klinik und Praxis. Mit einem Beitrag von E. Kazner. Geleitwort von A. Schrader. 2., neubearbeitete Auflage. 1979. 33 Abbildungen, 4 Tabellen. XII, 82 Seiten. DM 19,80 ISBN 3-540-09324-9

G. Wolff: **Die künstliche Beatmung auf Intensivstationen.** Unter Mitarbeit von E. Grädel, D. Gasser. 2., neubearbeitete Auflage. 1977. 79 Abbildungen, 6 Tabellen. XVII, 223 Seiten. DM 24,– ISBN 3-540-08384-7

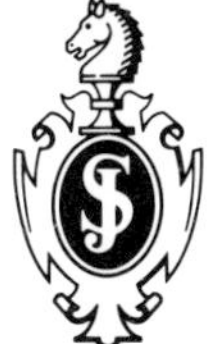

Aktuelle Probleme der Neuropsychiatrie

Herausgeber: M. Gottschaldt, H. Grass, M. Brock
1978. 74 Abbildungen, 16 Tabellen. IX, 202 Seiten.
DM 24,–
ISBN 3-540-08700-1

Der bewußtlose Patient

Herausgeber: F. W. Ahnefeld, H. Bergmann, C. Burri, W. Dick, M. Halmágyi, G. Hossli, H. J. Reulen, E. Rügheimer, H.-P. Schuster
Unter Mitarbeit zahlreicher Fachwissenschaftler
1979. 74 Abbildungen, 64 Tabellen. XI, 255 Seiten.
(Klinische Anästhesiologie und Intensivtherapie, Band 19)
DM 58,–
ISBN 3-540-09306-0

Notfallmedizin

Workshop April 1975
Herausgeber: F. W. Ahnefeld, H. Bergmann, C. Burri, W. Dick, M. Halmágyi, E. Rügheimer
Unter Mitarbeit zahlreicher Fachwissenschaftler.
1976. 109 Abbildungen, 124 Tabellen. XIII, 386 Seiten
(Klinische Anästhesiologie und Intensivtherapie, Band 10)
DM 53,–
ISBN 3-540-07581-X

W. Lanksch, T. Grumme, E. Kazner

Schädelhirnverletzungen im Computertomogramm

1978. 141 Abbildungen in 299 Teilfiguren, 11 Tabellen. X, 132 Seiten.
DM 68,–
ISBN 3-540-08733-8

H.-G. Niebeling

Einführung in die Elektroenzephalographie

Unter Mitarbeit zahlreicher Autoren

2., wesentlich erweiterte Auflage.
1980. 445 Abbildungen, 4 Tabellen. 562 Seiten.
DM 198,–
ISBN 3-540-09863-1
Vertriebsrechte für die sozialistischen Länder: J. A. Barth-Verlag, Leipzig

K. Poeck

Neurologie

Ein Lehrbuch für Studierende und Ärzte

5., neubearbeitete Auflage.
1978. 91 Abbildungen, 26 Tabellen. XIV, 432 Seiten.
DM 48,–
ISBN 3-540-08972-1

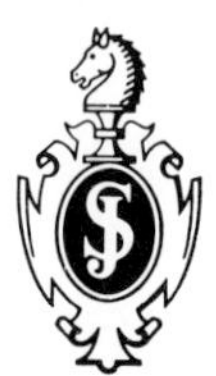

Springer-Verlag
Berlin Heidelberg New York